AF311645

L'ALIMENTATION INORGANIQUE

DE L'HOMME

ET DES ANIMAUX

PAR

ALVARO REYNOSO

PREMIER FASCICULE

PARIS

ERNEST LEROUX, LIBRAIRE-ÉDITEUR

28, Rue Bonaparte, 28.

1873

L'ALIMENTATION

INORGANIQUE

DE L'HOMME ET DES ANIMAUX

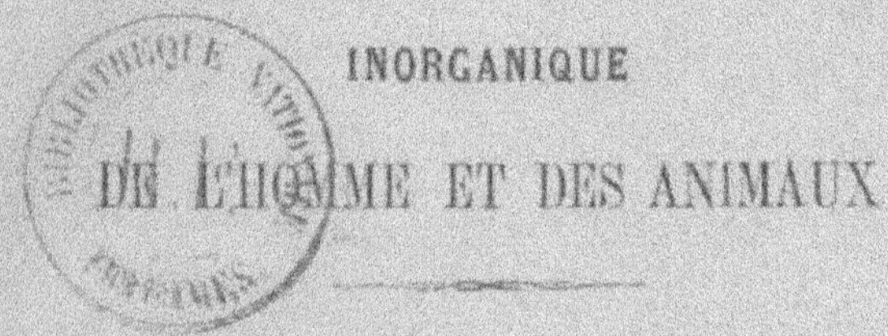

POIDS DES ORGANES DU CORPS HUMAIN

Pour pouvoir bien apprécier les phénomènes de la nutrition, il est essentiel de connaître les poids absolus et relatifs des organes. Ce sont ceux de moindre consistance qui prédominent dans la composition du corps humain, et c'est dans ces organes qu'ont lieu simultanément les fonctions les plus actives d'assimilation et de désassimilation. Pendant l'accroissement de l'homme, comme une fois qu'il est arrivé à son complet développement, et que son poids se maintient à peu près constant, si l'on examine les produits des excrétions, qui donnent la résultante de la nutrition générale, on constate également que les matériaux de la désassimilation des organes mous sont aussi les plus abondants. Nous reviendrons du reste sur ce fait, dont nous aurons à déduire des conséquences considérables.

Le tableau suivant, donné par Carpenter (p. 374),

d'après Ranke, indique la proportion des parties principales du corps humain chez des individus de sexe et
d'âge différents :

	HOMME 36 ans accidenté	FEMME 22 ans tuée par accident.	JEUNE HOMME suicidé	NOUVEAUX-NÉS		FŒTUS de 6 mois.
				GARÇON	FILLE	
Poids du corps en grammes	60.668	55.400	35.547	2.400	2.060	645
Proportion p. 100.						
Squelette	16.9	15.1	15.6	17.7	15.7	20.3
Muscles.	41.8	35.8	44.2	22.9	23.9	22.9
Viscères thoraciques	1.7	2.4	3.2	3.0	4.5	2.7
Viscères abdomi- naux	7.2	8.2	12.6	11.5	12.1	12.9
Graisse	18.2	23.2	13.9	20.0	18.5	11.8
Peau	6.9	5.7	6.5		11.3	
Cerveau	4.9	2.4	3.9	15.8	12.2	13.5

La proportion d'eau dans le corps des adultes ressor-
tait à environ 58.5 p. 100; dans l'enfant nouveau né, a
66.4 p. 100. Les muscles en contenaient 75.7 p. 100, la
graisse 29.9, la peau 72, le sang 83, le foie 69.3 et le
cerveau 75 p. 100.

Vierordt, avec les données obtenues par Dürsy et
Krause, a établi un tableau plus détaillé que nous trans-
crivons ci-après, en changeant seulement l'ordre d'inscrip-
tion, et en le complétant par la proportion du poids des organes par 1,000 grammes de poids total, afin que l'on puisse
mieux saisir les rapports. Les nombres de Dürsy ont été
relevés sur un suicidé âgé de quarante-deux ans et pesant

65.250 grammes. Ceux de Krause résultent d'observations sur plusieurs individus. Cependant nous rapporterons tous ces nombres à un même sujet. Nous ajouterons que le sang a été estimé par Vierordt au 13ᵉ du poids du corps.

Poids d'un homme robuste âgé de 42 ans, pesant 65.250 grammes.

	Grammes.	Proportion sur 1.000 parties.
Muscles et tendons.	35.158	538.82
Squelette.	9.785	149.47
Peau et graisse sous-cutanée	7.404	113.47
Sang.	5.020	76.93
Foie.	1.856	28.44
Cerveau.	1.430	21.91
Poumons.	1.200	18.39
Intestin grêle.	780	11.05
Gros intestin.	480	7.05
Cœur.	292	4.47
Reins.	292	4.47
Rate.	246	3.77
Estomac.	202	3.09
Pancréas.	88	1.34
Langue avec ses muscles.	83	1.27
Larynx avec la trachée et les bronches.	79	1.20
Œsophage.	51	0.78
Parotides.	50	0.77
Moelle.	36	0.55
Testicules.	36	0.55
Prostate.	18	0.27
Glandes sous-maxillaires	18	0.27
Glande thyroïde	15	0.23
Yeux.	15	0.23
Capsules surrénales.	11	0.46
Glande thymus.	7	0.10
Epididyme.	4	0.06
Os hyoïde	3	0.05
Glandes sous-linguales.	1.5	0.02

L'ensemble des poids indiqués laisse un déficit de 621,5 grammes par rapport au poids du corps pris pour type. En outre, le poids de l'épiploon, de la vessie, des troncs nerveux et des gros vaisseaux n'a pas été déterminé. Quant au sang contenu dans les organes, il n'influe pas, excepté pour les poumons, le foie et la rate, sur la valeur relative des proportions données.

Squelette (1). L'estimation quantitative des éléments ostéologiques de la charpente humaine sert de base, on n'en peut douter, à des déductions physiologiques de la plus grande importance. Il est donc étonnant, surtout en raison de la facilité comparative de cette recherche, qu'elle ait donné lieu à si peu de travaux. Il semble que ce point ait été non-seulement négligé, mais presque méprisé, si nous en croyons le dire d'un illustre anatomiste, qui déclare, en effet, que : « le poids du squelette comparé au poids du reste du corps, le poids de chaque os en particulier, le poids comparatif des os entre eux, ne présentent que peu d'intérêt. »

Le squelette complet d'un homme de moyenne taille pèse sec de 4 kilog. 6 à 6 kilog. environ, et celui d'une femme, de 3 kilog. à 4 kilog. 6. Dans le plus grand nombre des cas, on obtient des quantités très-rapprochées de ces moyennes. Il existe cependant des individus, dont le squelette possède un poids maximum ou minimum très-différent, et correspondant au développement de la taille. Sœmmerring cite le squelette d'un géant conservé à Brunswick, pesant 14 livres 6 onces et 3 quarts, soit 7,059 grammes, et dont le crâne seul est du poids de 3 livres (1,468 grammes). En général, on peut compter que le squelette sec de l'homme est égal au treizième de son corps. Quelques auteurs abaissent cette estimation jusqu'au quinzième et au seizième.

Les documents auxquels on peut se reporter sur le poids des os se bornent, à peu près, au travail de Swediaur (2), et à la belle étude de S. de Luca (3) sur les rapports qui existent entre le poids des divers os du squelette humain. Une partie des nombreux matériaux qui ont été utilisés par l'auteur, dans ses recherches, proviennent de Duranti, professeur d'anatomie à l'université de Pise (4).

Cœur. — Bouillaud en a fait une détermination très-exacte, en l'évaluant de 250 à 280 grammes, chez les adultes de 20 à 60 ans. Sappey (*Traité d'anatomie descriptive*, t. II, p. 467), s'est livré, sur le même sujet, à des recherches qui ont porté sur quatorze individus âgés de 25 à 40 ans. Elles lui ont démontré que le poids moyen du cœur, préalablement vidé de tout le sang qu'il contient, est de 266 grammes. Mais, chez la femme, il serait seulement de 220 à 230 grammes, d'après Bouillaud, ce qui indiquerait une variation d'environ 40 grammes d'un sexe à l'autre. Sous l'influence de la grossesse, cette différence s'efface, et, dans la dernière période de gestation, elle tourne même à l'avantage du sexe féminin, car, dans cette condition, le poids constaté de ce viscère s'est élevé à 292 grammes. Suivant Bouillaud, dans l'atrophie la plus prononcée, le cœur pèse encore 135 grammes, et dans l'hypertrophie la plus grande, il ne dépasse pas 688 grammes. Il s'ensuit que l'atrophie la plus extrême ne fait perdre au cœur que la moitié de son poids normal, tandis que l'hypertrophie peut être portée à un tel degré, que cet organe soit doublé et presque triplé.

Relativement au poids comparé au volume, Sappey remarque qu'il n'existe pas entre ces deux éléments un rapport régulier. Il peut être, dans certains cas, en raison inverse du volume. Celui-ci peut être très-considérable et offrir cependant un poids très-ordinaire ou même inférieur; d'autres fois le poids augmente notablement, sans que le volume participe d'une manière très-sensible à cet accroissement.

Poumons. — Suivant Sappey (t. I, p. 439), chez le fœtus à terme qui n'a pas respiré, le poids absolu des deux poumons est de 60 à 65 grammes. En le comparant au poids total du corps, qui équivaut alors à 3,000 ou 3,500 grammes, on reconnaît qu'il en constitue la cinquantième partie environ. Chez l'enfant qui a respiré, il varie de 80 à 108 grammes, soit, en moyenne, 94 grammes, représentant, par rapport au poids du corps, qui reste le même que dans le cas précédent, sa trente-quatrième partie.

Le poids absolu des deux poumons chez l'adulte varie de 1,000 à 1,300 grammes, et, pour chacun d'eux, de 450 à 700 grammes dans l'état d'intégrité. Les deux poumons sont quelquefois égaux, mais le plus souvent ils diffèrent, et la supériorité de poids se trouve presque toujours du côté du poumon droit. L'excédant de l'un par rapport à l'autre, qui s'élève en moyenne chez le fœtus à 3 ou 4 grammes, atteint chez l'adulte 60 ou 70 grammes. Cruveilhier (t. II, p. 277) indique comme poids moyen des poumons, chez les femmes, de 900 à 1,000 grammes.

Foie. — Il a été constaté par Sappey (t. IV, p. 302) que le poids absolu du foie est proportionnel à son volume et

à la quantité de sang qu'il renferme; par conséquent
lorsqu'on le détache pour le placer sur le plateau de la
balance, on obtient un résultat toujours inférieur au poids
réel. Dans le but de se prémunir contre cette cause d'erreur, ce savant commence par verser dans les veines
hépatiques autant d'eau que les lois de la pesanteur peuvent en faire pénétrer. Il se propose ainsi de restituer au
foie, une quantité de liquide à peu près égale à celle qu'il
a perdue. Il pèse alors cet organe rempli de liquide,
de même qu'il avait été fait avant toute restitution.
Ces deux pesées successives donnent premièrement le
poids cadavérique, et en second lieu le poids normal ou
physiologique, en faisant abstraction de la densité des
liquides. Au moyen de dix déterminations de foies
d'adultes, appartenant aux deux sexes et à divers âges,
Sappey trouve que le poids cadavérique moyen de cette
glande est de 1,451 grammes, et son poids physiologique
moyen de 1,937 grammes. En retranchant le premier du
second, il ressort que la quantité d'eau nécessaire pour le
ramener à l'état physiologique ou réel est de 500 grammes, soit le quart du poids réel.

Si le poids moyen du foie s'élève à environ 2 kilog.
par rapport au corps d'un homme pesant 63 kilog., on
voit que cet organe représente, à très-peu près, la trente-
deuxième partie du corps humain.

Pancréas. — Son poids est, en moyenne, chez l'homme,
de 70 grammes; chez la femme de 60 grammes. Pourtant
Sappey assure qu'il n'est pas rare d'en trouver qui ne
pèsent que 35 à 40 grammes, de même qu'ils atteignent
quelquefois 75 à 90 et jusqu'à 100 grammes. Le plus

lourd et le plus volumineux qu'il ait observé pesait 104 grammes. Cruveilhier (t. II, p. 214) dépasse beaucoup ces évaluations, lorsqu'il affirme que le poids du pancréas peut s'élever à 150 et même 200 grammes.

Reins. — Suivant Sappey (t. IV, p. 565), les reins pèsent 170 grammes en moyenne, et leurs extrêmes minimum et maximum varient de 107 à 264 grammes. Pourteyron estime que le poids du rein, pour l'homme, est de 141 grammes, et pour la femme 124 grammes.

Rate. — Cet organe, à l'état cadavérique ou vide, atteint 195 grammes et, rempli d'eau ou à l'état physiologique, 225 grammes (Sappey, t. IV, p. 357). La rate peut s'atrophier et son poids descendre à 80 et même 40 grammes, alors que dans l'hypertrophie elle se développe jusqu'à peser 4 et 5 kilog. 1/2. On en cite même de 43 livres.

Testicules. — Leur poids moyen, suivant Sappey, est de 21 grammes. Celui de l'épididyme est de 4 grammes.

Ovaires. — Leur poids moyen est de 6 grammes et arrive souvent à 8 grammes (Sappey).

Encéphale. — Voici la moyenne des résultats constatés par Sappey pour le poids de l'encéphale et de ses diverses parties :

	Encéphale.	Cerveau.	Cervelet.	Isthme.	Bulbe.
	kilog.	kilog.	kilog.	kilog.	kilog.
Homme. . . .	1,358	1,187	0,143	0,0215	0,0080
Femme. . . .	1,256	1,093	0,137	0,0200	0,0075
Différence en faveur de l'homme.	0,102	0,094	0,006	0,0015	0,0005

Ainsi donc, l'encéphale présente un poids plus considérable chez l'homme que chez la femme, mais la différence porte presque uniquement sur le cerveau, pour lequel elle est de 94 grammes.

Le poids de l'encéphale peut descendre à 1,062 grammes et s'élever à 1,510, et exceptionnellement à 1,831 grammes chez Cuvier, et plus haut encore, jusqu'à 2,228 grammes chez Byron. Pour la femme, l'écart est moins marqué, l'encéphale le plus lourd pesant 1,376 grammes, et le moins lourd 1,088 grammes, soit seulement une différence de 288 grammes.

Le poids et le volume de l'encéphale varient avec l'âge. Il résulte de la discussion de 347 faits empruntés par Broca à Wagner : 1° qu'à tous les âges l'encéphale de l'homme dépasse en poids et en volume celui de la femme ; 2° qu'il atteint son plus grand développement à 40 ans dans les deux sexes ; 3° qu'il varie à peine de 40 à 50 ans ; 4° qu'il commence alors à décroître vers cette limite d'âge, et que cette diminution est d'abord lente, souvent presque nulle, et devenant seulement plus accentuée vers 70 ans, et surtout de 70 à 80 ans.

Les variations de l'encéphale, suivant l'intelligence des hommes et leur genre d'occupations intellectuelles ou mécaniques, sont bien constatées d'une manière générale. Les cerveaux de Byron, de Cromwell, de Cuvier, de Dupuytren, etc., démontrent la correspondance qui peut quelquefois exister entre le plus grand développement de l'intelligence et celui du cerveau.

Lélut est arrivé à cette conclusion, que l'encéphale est plus pesant et plus volumineux chez les hommes intelligents que chez les crétins ; et cette supériorité de poids

et de volume est plus marquée dans les lobes cérébraux
que dans le cervelet.

Ces faits sont positifs et ne sauraient être récusés, mais
ils ne doivent pas être interprétés d'une manière trop
absolue. Ainsi deux cerveaux peuvent avoir le même poids
et appartenir à deux individus tout à fait inégaux par
l'intelligence, de même qu'un cerveau plus petit qu'un
autre peut appartenir à un homme d'un mérite beaucoup
supérieur. En un mot, les fonctions du cerveau tiennent
moins à la masse de l'organe lui-même, qu'à l'organisation
qui lui est propre et qui le vivifie. Nous pourrions citer,
à l'appui de cette explication, l'exemple d'un grand pu-
bliciste dont la tête est aussi petite que celle d'un enfant.
Voltaire, dont la remarquable activité intellectuelle s'est
exercée pendant un temps si prolongé et sur un ensemble
de sujets si variés, n'avait également qu'un crâne d'une
capacité très-moyenne.

Ceux qui veulent que le poids et le volume du cerveau
donnent seuls la mesure de l'intelligence, devraient se
rappeler, que le rapport du poids du cerveau au corps
humain tout entier, est dans l'enfance plusieurs fois supérieur à ce qu'il devient dans l'état de complet développement. Il y a plus, c'est que si l'on compare l'homme
aux animaux, on voit que, relativement à la proportion
du cerveau sur le poids du corps, il est inférieur à cet
égard à un grand nombre de mammifères et même d'oi-
seaux (5).

Ce n'est point au moyen de la balance que l'on pourra
trouver la cause de l'intelligence humaine, et malgré les
investigations patientes de la physiologie, l'on peut conti-

nuer à croire que si le cerveau est un merveilleux outil, il n'est pourtant pas lui-même la pensée qui le guide.

Un autre genre de faits, concernant les variations du poids du cerveau avec la stature, a conduit à des conclusions non moins contestables. Parchappe, cité par Sappey (p. 44, *loc. cit.*), qui a pesé l'encéphale de cinq hommes de la taille de 1ᵐ74, et de cinq autres hommes de 1ᵐ63, a trouvé que le poids moyen chez les premiers s'élevait à 1,330 grammes et chez les derniers à 1,254 grammes, soit une différence de 76 grammes ou de 6 p. 100. Chez les femmes, la différence en faveur des plus grandes arrivait à 25 grammes. Il était facile de faire ressortir de ces données, que le poids du cerveau est proportionnel à la taille; mais on peut opposer aux observations de Parchappe cette tradition, accréditée dans l'histoire de tous les temps, du grand nombre d'hommes éminents dont la taille était petite ou au moins très-ordinaire.

Cependant si, au lieu de comparer les poids absolus des cerveaux, on établissait seulement le parallèle sur les rapports existants entre les poids du corps et du cerveau, chez les petits hommes et chez les grands, il est évident que la supériorité du développement comparatif du cerveau resterait aux premiers (6).

Liquide céphalo-rachidien. — Sa quantité est très-variable. Elle s'élève depuis 63 grammes (Magendie) jusqu'à 140 grammes (Cotigno), dans les cas ordinaires. Dans certains cas pathologiques elle peut monter de 200 à 372 grammes.

Moelle épinière. — Lorsqu'elle est dépouillée des racines des nerfs spinaux, son poids moyen, suivant Sappey, est de 25 à 30 grammes.

COMPOSITION CHIMIQUE GÉNÉRALE

Eléments inorganiques du corps humain.

Nous commencerons par établir que, dans le langage courant, on entend par *éléments inorganiques, substances minérales, sels minéraux, cendres* du corps humain, les principes qui affectent seulement des combinaisons tout à fait inorganiques, que l'on trouve pour la plupart dans le règne minéral, et que l'on peut préparer dans nos laboratoires. Cependant, en dernière analyse élémentaire, tous les éléments du corps humain sont inorganiques, bien que le carbone, l'oxygène, l'hydrogène, l'azote, le soufre, le phosphore, et peut-être d'autres, diversement associés et combinés, constituent des composés essentiellement organiques, mais pouvant être ramenés par la décomposition à des éléments inorganiques (7).

Le rôle des corps minéraux dans l'économie est assez complexe, et il se passera bien du temps avant que la science ait pu déterminer la nature et les variations des effets, sinon de tous, au moins de ceux que l'on peut étudier plus facilement. Il est possible dès aujourd'hui d'assigner, pour quelques-uns d'entre eux, les principales actions qui leur sont propres, et l'on est conduit par là à prévoir quelles peuvent être celles des autres.

Mais, même en admettant l'impuissance de l'homme à dévoiler le rôle des principes immédiats inorganiques, nous ne devons pas moins conclure à leur nécessité absolue pour l'accomplissement des phénomènes de la vie, en constatant leur présence indéfectible dans tous nos organes et dans tous les liquides de l'économie, et les perturbations profondes qu'éprouvent les fonctions par leur absence ou leur diminution. Cette vérité a été exprimée par Liebig (34me lettre, p. 157) à propos de l'acide phosphorique, et nous ne faisons que l'étendre, la compléter et la généraliser.

Les substances inorganiques constituent des éléments histogénétiques ou plastiques, c'est-à-dire indispensables pour la formation, l'accroissement et l'entretien de nos organes. Ces attributions semblent parfois si évidentes qu'elles ont dû frapper les personnes les moins versées dans les sciences. Ainsi, depuis que l'on connaît la composition des os, le phosphate de chaux a toujours été reconnu comme essentiel à la constitution de la charpente humaine. Mais, en outre, les corps minéraux président à des actes plus compliqués ; il servent à créer des milieux ou des conditions appropriées à l'accomplissement de certaines réactions chimiques et à l'exercice de quelques phénomènes physiques, soit de circulation, soit de respiration, soit de digestion, soit d'absorption, soit d'innervation, soit de nutrition générale, soit de sécrétions et de fonctions excrémentitielles dont dépend l'harmonie de l'économie.

En un mot, les substances inorganiques sont indispensables à tous les actes de l'économie, relativement à la constitution des organes et à l'exercice de leurs fonctions.

L'unité de composition est la loi commune à tous les êtres, et de même que l'analyse morphologique nous montre la communauté d'organisation des végétaux et des animaux, dans la comparaison de la première ébauche organique de la cellule élémentaire, on retrouve la même identité par l'analyse chimique, et d'une manière bien plus frappante, relativement aux corps simples qui entrent dans la formation des deux règnes. Ils sont absolument les mêmes, bien que diversement combinés et constituant des organismes différents. Ces corps simples sont :

Hydrogène,	Potassium,
Oxygène,	Sodium,
Soufre,	Rubidium.
Azote,	Lithium,
Phosphore,	Calcium,
Fluor,	Magnésium,
Chlore,	Aluminium,
Iode (?),	Manganèse,
Carbone,	Fer.
Silicium,	

D'une manière accidentelle, mais cependant avec une certaine constance, se rencontrent le cuivre et le plomb. Plus accidentellement, de l'arsenic, du cœsium, de la strontiane, de l'argent, du brôme, et quelques autres substances plus éventuelles encore, mais cependant très-nombreuses comme nous le verrons plus loin.

Il est impossible, dans l'état actuel de la science, de dresser un tableau exact et complet des proportions de ces principes dans chacun des organes et des fluides, et même dans la totalité du corps humain, ce qui serait un travail moins long sinon plus facile à exécuter (7 *bis*). Les analyses que l'on possède sont fort incomplètes, non-seulement à cause de la défectuosité des méthodes employées, mais encore parce que les observateurs ont négligé de rechercher des substances qui existent, quoique en très-petite quantité, et qu'il aurait fallu étudier d'une manière particulière.

Cependant, pour donner un aperçu du but à atteindre, plutôt que dans la pensée d'exposer des résultats irréprochables, nous rapporterons les données générales que la science possède à cet égard.

Suivant Moleschott, cité par Vierordt, page 205, 1,000 parties en poids du corps de l'homme contiennent environ :

Eau	676
Matières albuminoïdes	162
Substances dérivées des albuminoïdes	49
Sels	92
Graisse	25
Matières extractives	6
	1,000

D'après les déterminations de Bischoff, le corps de l'homme adulte se compose de 58.5 p. 100 d'eau et de 41.5 de substances solides. Le nouveau-né contient 66.4 d'eau et 33.6 de matières fixes.

En réunissant les données contenues dans divers auteurs, nous avons établi le tableau suivant, donnant les principaux constituants des organes, des tissus et des fluides du corps humain (8).

COMPOSITION DES ORGANES, DES TISSUS ET DES FLUIDES DU CORPS HUMAIN

PROPORTIONS SUR 1,000 PARTIES.

TISSUS, ORGANES ET LIQUIDES DU CORPS HUMAIN.	EAU.	MATIÈRES FIXES.	GRAISSE.	ALBUMINE.	MATIÈRES MINÉRALES.	AUTEURS ET OBSERVATIONS.
(1) Émail dentaire.	2*	998	1**	***	930**	* Wienholt, ** Bibra, *** 47.8 matières organiques chez l'adulte (B.), et 150 à 300 chez les nouveau-nés (F. Hoppe).
Dents.	100*	900	5**	"	680**	* Wienholt, ** Bibra.
— compacts.	70*	930	13**	...	636***	* Stark, ** Bibra (6 analyses), et Heintz (1.), *** 28 d'osséine (B.).
— spongieux.	210*	790	"	...	407**	* Stark, ** Frerichs (2 an.), et Bibra (1 an.), *** 37.1 d'osséine (B.).
Cartilages.	550*	450	85***	"	43**	* Bezold, ** Bibra et Fromherz, *** la graisse, suivant Gorup-Besanez, varie de 20 à 50, et l'eau de 540 à 700.
Tissu élastique.	692*	308	"	19*	10*	* Schultze, Wienholt et His.
Graisse.	299*	701	580**	"	"	* Bezold, ** Gorup-Besanez : 82.7 p. 100 de la matière sèche.
Épanchement cutané (desquamation épithéliale).	37	963	"	"	337	Wienholt.
Muscles.	745	255	29	19	40*	Bibra : * 9.8 suivant Berzélius.
Nerfs.	780	220	200*	**	"	Bibra : * palmitine et oléine, plus 1.9 cholestérine, 1.6 graisse phosphorée; ** 7.5 protagon (cérébrine).
Moelle épinière.	561*	330	74*	73**	"	* Bibra, plus 108.7 cholestérine et 67.9 cérébrine, ** L'Héritier, qui indique aussi 710 d'eau et 101.5 de graisse.
Cerveau.	767*	243	61*	88*	11**	* L'Héritier (4), ** Lassaigne : 0.27 d'après Breed.
— substance blanche.	730	270	118	20	13*	Lassaigne, * 18.2 suivant Schlossberger.
— substance grise.	850	150	47	75	12*	Lassaigne, * 10.0 Id.
Cœur.	791*	209	"	"	8.7**	* Bezold, ** Bibra (3).
Foie.	749*	251	29**	25**	96***	* Bibra (6, et Oidtmann (3), ** Bibra (6.), *** Oidtmann.
Reins.	828*	172	3.6*	"	1**	* Frerichs, ** Oidtmann, et 7 chez un enfant de 14 jours.
Pancréas.	752	248	"	"	6.6	Oidtmann (2) : enfant et vieille femme.
Rate.	760*	240	"	"	7.3**	* Oidtmann (5), ** Oidtmann (3), et 15.09 chez un enfant de 14 jours et 0.82 chez une vieille femme (O.).
Corps thyroïde.	822	178	"	"	0.9	Oidtmann : chez une vieille femme. Chez un enfant de 14 jours, 772 eau et 4.48 cendres.
Glande thymus.	827	173	"	"	0.2	Oidtmann.
Cristallin.	589*	420	20.6**	383***	0.35****	* Berzélius, ** Hassen, *** globuline, suivant Gorup-Besanez; 350 de matière albuminoïde, suivant Berzélius, **** Frey.
Corps vitré.	989*	14	0.02**	1.2*	7.7***	* Lohmeyer, ** Gorup-Besanez.
Humeur aqueuse de l'œil.	981*	19	"	1.4**	19	* Berzélius, ** Gorup-Besanez.

Liquide cérébro-spinal	988	12		1.8	10	F. Hoppe.
Liquide péricardique	983	35		24.7	6.7	Gorup-Besanez.
Liquide de l'amnios	986*	12	0.6**	6.0*	5.5*	* Lassaigne, ** Gorup-Besanez. Scherer a trouvé 0.82 d'albumine et 7.16 de cendres.
Synovie	805*	180	0.6**	39.1***	31.6***	* Wienholt, ** Gorup-Besanez, *** dans Robin et Verdeil.
Mucosité trachéale	955	45	84	*	9	Nasse : * 23.7 de mucine.
— nasale	934*	66	6***	*	5.6*	* Berzélius, ** Simon, qui indique 890 d'eau et 84 de mucine (Berzélius 53.3).
Salive	993*	7	0.2*	**	2*	* Fr. Simon, Berzélius, Frerichs, Jacubowithsch, Lehmann; ** 2.5 de ptyaline.
Suc gastrique	994*	6	*	**	2.30*	* C. Schmidt (2); ** 3.19 de matières organiques, principalement de pepsine.
Suc pancréatique	910	90	*	*	8.4	Cl. Bernard.
Bile	862*	137	0.2**	*	8*	* Frerichs (5), et Gorup-Besanez (4); ** Frerichs, plus 2.1 cholestérine. — Non compris dans les cendres les acides biliaires unis aux alcalis pour 82 (Fr.).
Chyle	885	16	9.2	70.8	1.4	O. Rees.
Lymphe	959	50	5.2	91.2	9.5	Gubler et Quevenne (2), Marchand et Colberg, Scherer. Plus 1.7 fibrine.
Sang	790*	214	1.75*	70.5*	8.25**	* Becquerel et Rodier (2); homme et femme; ** C. Schmidt (2) homme et femme, Plus 134.1 globuline (B. et D.).
— globules	688*	345	*	**	8.12*	* C. Schmidt (2); homme et femme, ** 299 globuline et 16.75 hématine (S.).
— plasma	908*	92	*	78**	8.49*	* C. Schmidt (2); homme et femme, ** plus matière extractive, et 5.6 fibrine (S.).
Sueur	996*	4	0.013*	**	5.7**	* Favre, ** Schottin et Funke.
Larmes	982*	18	*	5*	13**	* Lerch, ** 40 suivant Vauquelin et Brandes.
Lait	888*	112	26.5*	4**	4.5*	* Vernois et Becquerel (59) et Fr. Simon (14); ** Doyère, Caséine 39.24, V. et D.
Colostrum	864*	186	49.5	52.7**	4.7*	* Clemm (6), et F. Simon; ** y compris la caséine.
Fèces	735*	205	*	*	**	* Edw. Smith; ** suivant Berzélius 12, Webserg 11, Edw. Smith, 23 à 31.5 p. 100 de la matière sèche.
Urine	990	40	*	*	15	J. Vogel. 23.3 d'urée et 0.5 d'acide urique. Voir article Urine.
Sperme	820*	180	21.6*	**	25.4*	* Kolliker (4); ** 150.8 de spermatine et d'extractif.

(1) Les analyses portant sur la matière sèche ont été ramenées à la proportion d'eau contenue à l'état frais.

Notons encore quelques déterminations de la proportion d'eau, d'après Burdach, dans les tendons épais, 500 pour 1.000; dans les tendons grêles, 557; d'après Wienholt, dans le tissu cellulaire, 790; dans la substance du poumon, 830; des intestins, 837; de l'estomac, 867; et dans la peau, de 575 (W.) à 650 (Denis).

Pour compléter ce tableau, nous aurions eu à en donner un autre, portant sur les proportions des principes immédiats inorganiques, qui entrent dans la composition des mêmes éléments du corps humain portés ci-dessus. Ce travail, nous avons dû le faire; mais les analyses qui y trouvent place sont si incomplètes, si contradictoires, quelques-unes si anciennes, que nous avons cru devoir nous abstenir de publier un document si peu instructif, et qui montre autant l'insuffisance de nos connaissances sur un sujet qui nous touche pourtant de si près (9).

Nous reproduisons, à défaut de résultats plus précis et à titre de renseignements, les deux tableaux indiqués dans le Catalogue des matières alimentaires du musée de Kensington (*Inventory of the Food collection*, p. 52-54), sans même faire la réduction des poids au système décimal, et en conservant toutes les observations. Ces tableaux ont été pour le moins revus et corrigés par Huxley et Frankland. Ils sont surtout très-intéressants, en ce qu'ils montrent bien la disposition qu'il faudrait adopter, pour exprimer d'une manière saisissante la composition du corps humain.

Éléments ultimes du corps humain.

	Liv. (1)	Onces	Grains
1. **Oxygène**, un gaz. La quantité contenue dans le corps humain occuperait un espace égal à environ 1,300 pieds cubes.	111	0	0
2. **Hydrogène**, un gaz. Le corps le plus léger qui existe dans la nature. La quantité in-			
A reporter.	111	0	0

____

(1) La livre anglaise (avoir de poids) équivaut à 453 grammes 59, l'once à 28 grammes 349, et le grain (7,000 dans la livre) à 6 centigrammes 47.

	Livres	Onces	Grains
Report.	111	0	0

diquée occuperait un volume de 2,000 pieds cubes. . . . . **15** | 0 | 0

3. **Carbone**, corps solide. Il constitue le charbon, ou noir animal. . . . . **24** | 0 | 0

4. **Azote**, au gaz. Il occuperait en liberté environ 20 pieds cubes . . . . **3** | 0 | 0

5. **Phosphore**, corps solide de nature si inflammable qu'on ne peut le conserver que dans l'eau. . . . . **1** | 12 | 130

6. **Calcium**, corps solide, qui constitue la base métallique de la chaux. On ne l'obtient pas en quantité suffisante pour l'utiliser. Il possède à peu près la densité de l'aluminium. . . . . **2** | 0 | 0

7. **Soufre**, corps solide bien connu qui, lorsqu'il est combiné avec l'hydrogène, forme l'hydrogène sulfuré, dont l'odeur caractéristique accompagne la décomposition de toutes les matières animales ou végétales . . . . **0** | 2 | 219

8. **Fluor**. Ce gaz n'a pas encore été isolé pour pouvoir l'étudier dans ses propriétés et n'a pu, par conséquent, être exposé à la vue. Il se rencontre dans les os, uni au calcium . . . . **0** | 2 | 0

9. **Chlore**, gaz qui, combiné avec le sodium, forme le sel commun . . . . **0** | 2 | 382

10. **Sodium**, métal qui est si léger qu'il flotte sur l'eau, et si oxydable, qu'il faut le conserver dans l'huile de naphte. . . . . **0** | 2 | 116

11. **Fer**. Ce métal, en petite quantité, est nécessaire à la santé . . . . **0** | 0 | 100

12. **Potassium**. Ce métal flotte aussi sur l'eau et y brûle en s'enflammant . . . . **0** | 0 | 290

13. **Magnésium**, métal qui, combiné avec l'oxygène, donne la magnésie. . . . . **0** | 0 | 42

14. **Silicium**. Uni à l'oxygène, il forme la silice, qui entre dans la composition des dents et des cheveux . . . . **0** | 0 | 2

Total. . . . . **154** | 0 | 0

Substances composantes du corps humain.

	Livres	Onces	Grains
1. **Eau**, formée des gaz oxygène et hydrogène.	111	0	0
2. **Gélatine**, qui forme les parois des cellules et beaucoup d'autres tissus, comme la peau et les os.	15	0	0
3. **Graisse**, qui constitue le tissu adipeux.	12	0	0
4. **Phosphate de chaux**, dont les os sont en grande partie formés.	5	13	0
5. **Carbonate de chaux**, entrant aussi dans la composition des os.	1	0	0
6. **Albumine**, qu'on trouve dans le sang et les nerfs.	1	3	0
7. **Fibrine**, formant les muscles, et le caillot et les globules du sang.	1	4	0
8. **Fluorure de calcium** trouvé dans les os.	0	3	0
9. **Chlorure de sodium**, ou sel commun.	0	3	376
10. **Chlorure de potassium**.	0	0	10
11. **Sulfate de soude**.	0	1	170
12. **Carbonate de soude**.	0	1	72
13. **Phosphate de soude**.	0	0	100
14. **Sulfate de potasse**.	0	0	400
15. **Peroxyde de fer**.	0	0	150
16. **Phosphate de potasse**.	0	0	100
17. **Phosphate de magnésie**.	0	0	75
18. **Silice**.	0	0	5
Total.	154	0	0

En faisant abstraction des composés organiques, si nombreux et si importants, qui existent dans le corps humain, lesquels sont formés, soit par simple modification moléculaire, soit par hydratation, soit par combinaison simple, soit par copule, soit par dédoublement, soit par une combustion plus ou moins avancée, soit par réduction mais dérivant tous, médiatement ou immédiatement, des corps ingérés et des produits de désassimilation, nous allons restreindre notre étude aux corps classés sous le nom de principes immédiats inorganiques (9 *bis*).

Les seuls corps qui se trouvent à l'état libre dans l'économie, sont : l'oxygène, l'hydrogène et l'azote. Mais ceux-ci même, et, en outre, tous les autres compris dans notre liste, se rencontrent toujours à l'état de combinaisons. On connaît la plupart de leurs composés ; cependant il reste à déterminer sous quelle forme existent un certain nombre d'entre eux. Il serait aussi très-difficile, sinon impossible, de déterminer toutes les combinaisons doubles dans lesquelles ces composés peuvent s'engager dans les différents milieux de l'économie.

Nous laisserons aussi de côté les combinaisons de plusieurs de ces corps avec des matières organiques, pour rester dans les strictes limites de notre programme. La liste suivante présente donc l'énumération simplifiée de quelques-uns des produits immédiats inorganiques ; on remarquera que nous n'avons pas cherché à déterminer la forme de combinaison et la formule correspondante à tous les composés des divers corps compris dans le tableau de la page 11. On trouvera plus loin des remarques relatives à ces corps.

Principaux principes immédiats inorganiques du corps humain.

HO, — Eau,

HO^2, — Eau oxygénée,

KCl, — Chlorure de potassium,

$NaCl$, — Chlorure de sodium,

$CaCl$, — Chlorure de calcium,

MgCl, — Chlorure de magnésium,

FeCl, — Protochlorure de fer,

Fe^2Cl^3, — Sesquichlorure de fer,

KFl, — Fluorure de potassium,

NaFl, — Fluorure de sodium,

CaFl, — Fluorure de calcium,

KI, — Iodure de potassium (?),

KO, CO^2, — Carbonate de potasse,

$KO, 2 CO^2$, Bicarbonate de potasse,

Na, CO^2, — $NaO, 2 CO^2$, — $2 NaO, 3 CO^2$, — Carbonate, bicarbonate et sesquicarbonate de soude,

CaO, CO^2, — $CaO, 2 CO^2$, — Carbonate et bicarbonate de chaux,

MgO, CO^2, — $MgO, 2 CO^2$, — Carbonate et bicarbonate de magnésie,

KO, AzO^5, — Azotate de potasse,

$3 NaO, PhO^5$, — $2 NaO, 2 HO, PhO^5$, — NaO, HO, PhO^5, — Phosphates de soude,

$3 KO, PhO^5$, — $2 KO, HO, PhO^5$, — $KO, 2 HO, PhO^5$, — Phosphates de potasse,

$3 CaO, PhO^5$, — $2 CaO, HO, PhO^5$, — $CaO, 2 HO, PhO^5$, — Phosphates de chaux,

$3 MgO, PhO^5$, — $2 MgO, HO, PhO^5$, — $MgO, 2 HO, PhO^5$, — Phosphates de magnésie,

$2 MgO, HO, AzH^3, PhO^5 + 12$ aq., — Phosphate ammoniaco-magnésien,

$2 Fe^2O^3, 3 PhO^5$, — $Fe^2O^3, 2 PhO^5, 8$ aq., — Fe^2O^3, PhO^5, — $2 Fe^2O^3, PhO^5$, — Phosphates de fer,

KO, SO^3, — Sulfate de potasse,

NaO, SO^3, — Sulfate de soude,

CaO, SO³, — Sulfate de chaux,

MgO, SO³, — Sulfate de magnésie,

CO, SiO², — Silicate de potasse,

NaO, SiO², Silicate de soude,

CaO, SiO², Silicate de chaux,

MgO, SiO², Silicate de magnésie,

AzH³, HCl, Chlorhydrate d'ammoniaque,

AzH³, HO, AzO⁵, Azotate d'ammoniaque,

AzH³, HO, SO³, Sulfate d'ammoniaque,

2 AzH³, 2 HO, PhO⁵, — AzH³, 3 HO, PhO⁵, — Phosphates d'ammoniaque,

AzH³, 2 HO, 2 CO², — Bicarbonate d'ammoniaque.

AzH³, HO, CO², — Carbonate neutre d'ammoniaque.

Les acides minéraux libres contenus dans l'économie sont : l'acide chlorhydrique, l'acide silicique et l'acide carbonique. En outre des gaz déjà indiqués, on y trouve l'hydrogène protocarboné et l'hydrogène sulfuré.

Nous passons maintenant à l'étude particulière de quelques-uns des principes immédiats inorganiques.

Eau. — L'eau entre dans la composition de tous nos organes, et, à plus forte raison, des fluides de l'économie. La vie serait complétement impossible sans la présence d'une quantité d'eau suffisante; son défaut et son excès entraînent la mort. Dans le premier cas, il a été constaté par des expériences sur les animaux et quelques observations sur l'homme, que la vie s'éteint aussitôt qu'il n'existe plus la proportion d'eau nécessaire à la constitution des organes et à l'économie de leurs fonctions. D'autre part, de nombreuses expériences sur les animaux, dues à différents observateurs, entre autres plusieurs que nous venons d'exécuter nous-même, et quelques faits relatifs à l'homme, nous ont enseigné que, quelle que soit la voie par laquelle l'eau pénétre en grande quantité dans l'économie, et sans tenir compte de son action mécanique et des effets résultant de sa température, il suffit de son entrée dans le torrent circulatoire au delà de certaines limites, pour déterminer des troubles profonds et même la mort. Les causes qui amènent la mort sont importantes à faire connaître :

1° L'eau exerce une action désorganisatrice sur les globules. Dès que sa quantité dans le plasma augmente dans une certaine proportion, l'hématosine, en raison de sa grande solubilité, se dissout alors très-rapidement, et la globuline, qui résiste davantage, après être restée pendant quelque temps sous la forme d'une sphérule incolore, finit par se dissoudre aussi, pourvu que le plasma soit suffisamment dilué (Milne-Edwards, *Leçons de physiologie*, t. I, p. 177 et 475; et Müller, *Manuel de physiologie*, t. I, p. 93). Tous les micrographes savent parfaitement que pour étudier les globules du sang, il ne faut pas les étendre dans de l'eau, qui en change immédiatement la forme. On doit les examiner en couche trés-mince, ou étendus dans du sérum.

Cette action dissolvante sur les globules paraît à elle seule suffisante pour expliquer la mort des animaux.

2° Le plasma étant très-étendu, les rapports de concentration des corps y contenus se trouvent changés, et les gaz ne peuvent plus s'y dissoudre à la façon normale, ni les phénoménes d'endosmose s'accomplir sous des auspices favorables, pour donner lieu aux actes réguliers des fonctions. Celles-ci peuvent, au contraire, se manifester dans un sens tout à fait opposé.

3° L'eau pénétrant en trop grande quantité dans le torrent circulatoire, produit une sécrétion d'urine plus considérable, et dont la densité est, par suite, très-affaiblie, mais qui n'entraîne pas moins les sels du plasma et l'appauvrit très-sensiblement. Dans ces conditions, si la mort de l'animal ne survient pas rapidement, on peut constater un état œdémateux général.

En résumé, quoique l'eau n'ait point une forme propre, elle doit compter parmi les éléments plastiques de l'organisme et des aliments. Il serait impossible d'en priver aucune des parties organisées sans altérer complétement leur structure. Aucun organe ne pourrait se former, se développer et se conserver sans sa présence; aucune fonction de l'économie ne saurait s'accomplir avec des tissus secs et sans des liquides circulants.

Chlorure de sodium. — L'étude du rôle multiple que remplit le sel commun dans l'économie animale est une des plus instructives de la physiologie. Elle montre comment plusieurs phénomènes, en apparence contradictoires, peuvent s'expliquer parfaitement en tenant compte des circonstances extrêmes où ils se réalisent, et des conditions qui modifient leur accomplissement. Nous verrons le chlorure de sodium tantôt accélérer le jeu des fonctions, tantôt le ralentir, tantôt produire la mort. En un mot, de ce sujet mieux que de tout autre, ressortira la complication des actes de la vie, mais aussi l'éminente nécessité de l'unité harmonique des variables qui la déterminent.

Nous nous attacherons particulièrement, dans l'exposition qui va suivre, à généraliser les faits, car la plupart des observateurs ont une tendance à spécialiser dans le chlorure de sodium des actions qui lui sont communes avec d'autres substances inorganiques (10).

Le sel marin est un des principes immédiats inorganiques les plus répandus dans le corps humain. Il se trouve dans tous les solides et les liquides. Il est une des conditions essentielles du développement et de l'existence des êtres dès l'ovule.

L'usage du sel est si général, et son utilité si incontestable, que, depuis la plus haute antiquité, les poëtes mêmes en font mention. Il y a cependant des peuples où l'usage du sel est inconnu, et d'autres où il est fort restreint. Les aliments doivent alors en contenir naturellement. Il serait toutefois très-intéressant de savoir quelles peuvent être, en ce cas, les altérations permanentes résultant d'un régime qui place l'homme au niveau des bêtes sauvages (11).

Liebig (34ᵉ lettre, p. 481) a fait la remarque importante, d'une sorte d'affinité qui s'oppose à la diminution aussi bien qu'à l'augmentation du sel marin dans les vaisseaux sanguins, puisque la proportion ne s'en élève pas au delà d'une certaine limite. Ainsi, non-seulement le chlorure de sodium ne peut être considéré comme un élément accidentel de la constitution, mais il y existerait à l'état constant et presque invariable. Il serait éliminé, quand il se trouverait en excès, et retenu, au contraire, lorsqu'il ferait défaut.

L'idée, très-juste à certains égards, émise par l'illustre chimiste, a été acceptée par la plupart des physiologistes. Nous croyons cependant qu'elle n'est pas complétement vraie, dans un sens absolu. Il est bien évident pour nous, que le chlorure de sodium ne jouit pas d'une propriété spéciale, ni d'aucun privilége vis-à-vis des autres principes immédiats inorganiques contenus dans le sang. Tous se trouvent, par rapport à l'intégrité de la constitution du sang, dans le même cas que le sel marin, et les mêmes causes et les mêmes moyens qui règlent l'entrée, la permanence et la sortie du sel sodique, s'appliquent à chacun d'eux en particulier, avec les modifications dépendantes de leur nature et de leur rôle propre. Si nous poussons plus loin le raisonnement, nous voyons que, quand on affirme la nécessité de la constance de ces corps dans le sang, on témoigne simplement que les phénomènes vitaux ne peuvent s'accomplir, qu'à la condition que ce fluide conserve une composition qui le maintienne apte à remplir tous les actes qui lui sont dévolus. Il n'y a donc pas là un fait d'exception, mais une loi générale; car, en effet, l'exagération comme la diminution des corps inorganiques, aussi bien que des éléments organiques, amènent toujours des désordres plus ou moins graves, et même la mort (12).

Examinons maintenant cette question : comment la permanence de la composition du sang, dans de certaines limites, se trouve maintenue ? Elle peut s'expliquer par deux causes générales : 1° la faculté de reprendre les éléments inorganiques dans les sécrétions; 2° la disposition, dans des conditions spéciales, à ne point les laisser échapper par les excrétions au delà de doses déterminées. Lorsqu'on réfléchit à la quantité de sel marin et d'autres substances minérales contenus dans la salive, les sucs gastrique, pancréatique, intestinal, et dans la bile, on n'éprouve pas le moindre doute à admettre que ces sels doivent être réabsorbés. S'ils étaient évacués, l'économie en perdrait, rien que par les fèces, une quantité énorme chaque jour, et bien supérieure à celle qui est éliminée normalement par cette voie. Divers corps contenus dans l'urine peuvent être réabsorbés, lorsque ce liquide séjourne dans la vessie pendant un certain temps, et surtout par suite de l'exagération de la transpiration cutanée (Kaupp, Wundt). Orfila avait montré la résorption exercée par la muqueuse vésicale, en introduisant des poisons dans la vessie, et Segalas a vérifié le fait par des expériences du même genre. Cette faculté de reprendre diverses substances sécrétées et quelquefois excrétées pour les faire rentrer dans le torrent circulatoire, et les retenir dans l'organisme, devient, ainsi comprise, une nécessité de l'existence, et son application assez générale s'explique parfaitement.

Mais le sel marin et d'autres matériaux inorganiques remplissent aussi des fonctions très-essentielles, qui ne permettent plus à la réabsorption de s'exercer. Ceux qui sont indispensables aux actes d'excrétion et qui doivent sortir de l'économie combinés avec les produits transformés de la désassimilation, ceux-là sont fatalement expulsés, et aucune de leurs parties ne saurait être distraite du terme définitif qui lui est assigné. Ainsi, par exemple, si la soude et la potasse doivent entrer dans la composition des produits excrémentitiels contenus dans l'urine, et dans la partie de la bile qui n'est pas réabsorbée, dans la sueur, etc., il est clair qu'à moins que l'urine cesse de couler, que la sécrétion de la bile soit arrêtée, que la sueur ne se produise plus, — tant que ces phénomènes suivront leur cours, et que les matières combinées aux alcalis et aux chlorures qui doivent être rejetées, continueront à se former, et ne seront pas retenues dans l'organisme par une cause anormale, — il est clair que par là il y aura une perte de soude et de potasse inévitable.

Ces vues sont complètement justifiées par des faits peu nombreux, mais très-précis. Casper (*Médecine légale*, t. II, p. 236) a eu l'occasion d'examiner pendant douze jours un cas d'abstinence, chez un criminel qui avait pris la résolution de se laisser mourir de faim. Les selles furent suspendues et il ne rendait que fort peu d'urine. L'analyse de cette urine, due à Mitscherlich, montre positivement la présence de l'urée. Cette indication se retrouve également dans l'analyse faite par Lassaigne (*Journal de Chimie médicale*, 1825, t. I, p. 172) de l'urine d'un aliéné, excrétée après dix-huit jours qu'il n'avait ni bu ni mangé. Il y constate aussi des chlorures de sodium et de potassium, et arrive enfin à cette conclusion, que cette urine offrait les principaux éléments d'une sécrétion normale, à l'exception de l'eau qui était en quantité moindre. L'aliéné qui fit l'objet de cette observation, resta pendant vingt-cinq jours sans prendre aucune espèce de nourriture ni de boisson. Dans le cas relaté par Casper, le malheureux dont il s'agit n'avait plus faim au bout de dix jours d'abstinence; il éprouvait seulement le besoin d'humecter avec un peu d'eau sa bouche sèche et visqueuse, mais sans boire cependant. Dans l'une et l'autre observation, nous croyons que la vie de ces individus a été préservée, précisément pour n'avoir pas ingéré d'eau en excès. S'ils avaient bu copieusement, ils seraient morts très-probablement. En effet, nous avons déjà indiqué l'action préservatrice que les sels du plasma exercent à l'égard des globules; or, si ces sels venaient à manquer ou à diminuer notablement, et l'eau augmentant d'un autre côté, les globules seraient attaqués et la mort pourrait s'en suivre, ou du moins un œdème général et des troubles très-profonds dans les fonctions de l'organisme (12 *bis*).

L'ingestion d'eau, en favorisant la sécrétion de l'urine, est une cause active de déperditions. Il y a là un phénomène de filtration et de diffusion, dans lequel la nature de la membrane modifie par ses propriétés physiques et chimiques les produits de la diffusion. L'eau, quoique traversant plus rapidement les parois des canalicules rénaux, que d'autres liquides, ne peut sortir jamais absolument pure : elle entraîne toujours des matières dissoutes. De sorte que, si sa quantité était accrue au delà de certaines limites, elle finirait par chasser de l'économie des sels indispensables à l'accomplissement des fonctions.

Il ressort de là, qu'on est en droit d'en appeler, de la généralisation avancée par Bidder et Schmidt, sur l'absence du chlorure de sodium dans l'urine des animaux privés de nourriture (Frey, *Traité d'histologie*, p. 69), et de l'explication qu'ils donnent des conditions dans lesquelles ce sel peut être retenu dans l'économie et exister dans le sang dans les limites nécessaires à la vie (12 *ter*).

Le chlorure de sodium, qui est chassé de l'économie par les urines, provient de deux sources différentes : l'une, la plus directe, pour ainsi dire, réside dans l'élimination pure et simple de l'excès qui peut être introduit par l'alimentation ; l'autre, indépendante de la volonté de l'homme, est liée à tous les actes de la vie qui se passent dans la profondeur de nos tissus. En effet, il est bien démontré et accepté par tout le monde que le sel marin est un élément histogénétique, c'est-à-dire qu'il entre nécessairement dans la constitution de nos tissus. Il est également prouvé que tous nos tissus souffrent continuellement une désassimilation et une régénération non interrompue. Les parties désassimilées sont expulsées de l'organisme après une suite de transformations plus ou moins complètes et variées. De cette manière le sel marin versé dans le sang s'ajoute à celui qui y existe déjà, et il est expulsé jusqu'à ce que le sang reprenne sa composition normale.

Ces idées procèdent de nombreuses expériences des physiologistes. Hogar a fait voir que l'élimination des chlorures marchait dans le même sens que celle de l'urée, et qu'elle était par suite proportionnelle à l'activité des métamorphoses organiques. Déjà Barral (*Statique chimique des animaux*, p. 440) avait reconnu qu'indépendamment de la masse plus ou moins grande des aliments solides absorbés, le chlorure de sodium a pour effet direct et incontestable, de faire sortir de l'économie par les voies rénales un plus forte proportion de substances fixes de nature organique, et que par conséquent il facilite la mutation des tissus et l'évacuation de la matière devenue impropre à l'entretien de la vie.

Les observations de Poggiale et Plouvier (*Comptes rendus*, 1847) sont encore plus significatives. Elles montrent qu'après une médication saline continuée pendant plusieurs mois, la proportion de chlorure de sodium dans le sang s'élevait de 4.4 à 6.4, et que celle des globules était portée dans le même temps de 0.130 à 0.443. Les phénomènes de combustion dans l'organisme étant en rapport avec la quantité des globules, et l'énergie de la combustion déterminant à son tour une plus grande évolution de la matière et de la force, ainsi s'explique la mutation plus considérable des tissus, et partant un plus grand apport d'urée, de chlorure de sodium et d'autres corps inorganiques dans les urines. Il en résulte aussi que toutes les causes qui influent sur la quantité d'urée formée dans l'économie, comme sur la mutation des tissus, doivent exercer une action proportionnelle sur la quantité de chlorure de sodium et des corps inorganiques désassimilés.

Hegar a signalé la diminution du sel marin dans l'urine sécrétée pendant la nuit, et Vogel a insisté sur cette cause de l'augmentation du sel versé dans le sang et sur les circonstances qui la modifient. Cette diminution n'est pas d'ailleurs exclusive au chlorure de sodium, et la relation qui existe entre la quantité d'urée et celle du sel marin contenus dans l'urine, comme indice de la mutation des tissus, s'étend aussi à tous les autres produits inorganiques dérivant des parties désassimilées. La quantité d'urée est également proportionnelle aux corps inorganiques éliminés par l'urine, et provenant de la transformation des tissus, de même qu'elle mesure, ou plutôt elle est la conséquence de l'énergie de la respiration. De là aussi deux modes d'expliquer la présence de ces corps dans l'urine. Le premier lié à leur excès dans les aliments, le second dépendant de l'activité du renouvellement des tissus.

Relativement à l'excès de chlorure de sodium, dans l'économie, nos expériences nous ont démontré, qu'au-dessus de certaines limites, il produit la mort. Ainsi, 50 grammes de sel dissous dans de l'eau et injectés sous la peau d'un chien, ont occasionné la mort au bout de douze heures. Dans une autre expérience où l'animal avait bu une grande quantité d'eau (presque 4 litres dans l'espace de huit heures), la mort est survenue après vingt-trois heures.

En injectant de la même manière 70 grammes de sel, le résultat de plusieurs expériences nous a montré, que la mort se produisait depuis 2 heures 25 jusqu'à 4 heures et demie après l'injection. Avec 70 grammes de chlorure de potassium, dissous dans 300 grammes d'eau, et injectés sous la peau d'un chien, l'animal a péri après trois heures et demie.

En faisant abstraction des perversions apportées dans les phénomènes d'endosmose, de l'action sur les globules du sang, et d'autres qui se déduisent de faits que nous exposerons plus loin, il semble qu'une des causes qui contribuent le plus à l'effet mortel de la présence du sel en grande quantité dans le sang, soit la diminution qu'elle entraîne de la solubilité de l'acide carbonique dans le plasma, et d'où résultent des troubles profonds dans la respiration. L'action dissolvante du plasma favorise l'expulsion de l'acide carbonique, et elle est par

là une des conditions essentielles de la formation de ce
gaz. Mais en outre l'excès de sel est un obstacle à l'absorption de l'oxygène par le sang (Fernet, *Ann. sc. natur.*,
t. VIII, 1857, p. 201), et par suite l'acide carbonique ne
peut se développer qu'à doses plus petites. Ces deux
ordres de phénomènes concourent donc à ralentir les
combustions qui ont lieu dans nos tissus, en même temps
qu'ils mettent obstacle aux fonctions d'élimination. Leur
action qui s'ajoute encore à d'autres, peut n'être que sé-
dative, lorsque la quantité de sel marin ne dépasse
pas certaines proportions, mais au delà elle arrive à produire la mort.

Il est indubitable que si un animal était soumis à un
régime d'où le sel serait complétement exclu, non-seulement pour la part qu'on peut ajouter, mais encore pour
celle qui est contenue naturellement dans les aliments, nul
doute, disons-nous, qu'il ne périt bientôt, comme dans
toute exclusion de n'importe quel autre corps inorganique.

Nous ne pouvons juger des modifications que peut
subir l'économie, sous l'influence d'un régime con-
enant seulement le sel qui entre naturellement dans
les substances alimentaires. Les peuples qui se trouvent
dans ces conditions sont fort rares, et il faut aller les
chercher au centre des continents, dans les parties les
plus éloignées de tout commerce humain. Encore beaucoup cherchent-ils à suppléer à l'élément qui leur manque,
en mangeant de la terre (13). Nous connaissons bien en
revanche les effets de la privation du sel, sur les hommes
habitués à cet assaisonnement. On rapporte que des sei-
gneurs russes (Barbier, cité par Bérard, *Cours de phy-*

stologie, t. I, p. 559) qui avaient voulu faire économie de cette dépense dans la nourriture de leurs vassaux, les virent tomber dans un état de langueur et de faiblesse extrêmes, avec pâleur de la peau, tendance à l'œdème et génération d'helminthes dans les intestins. Pendant le siège de Metz (1870) on a observé des troubles profonds dans les fonctions de digestion et d'assimilation, par suite de la diminution du sel dans les aliments. Enfin, on a vu les plaies les plus hideuses et les plus difficiles à cicatriser, se produire par la privation continue du sel.

Nous voyons, du reste, tous les jours, sans nous émouvoir, les mêmes effets désastreux consécutifs au manque d'autres principes minéraux dans l'alimentation.

Le sel marin exerce encore dans l'économie d'autres actions physiques et chimiques :

Il sert de dissolvant pur et simple à diverses substances, il modifie moléculairement quelques-unes, et il se combine avec d'autres pour les rendre solubles. D'autres fois, il détermine une double décomposition donnant naissance à des combinaisons qui ont un but assigné dans l'économie. Ainsi, par exemple, avec le phosphate de chaux et le phosphate de potasse, il produit du phosphate de soude et des chlorures de calcium et de potassium.

C'est encore du chlorure de sodium, que proviennent l'acide chlorhydrique du suc gastrique, et la soude combinée à des matières organiques, constituant des composés qui se trouvent dans plusieurs organes et liquides, non-seulement parmi les sécrétions, mais aussi dans les produits d'excrétions, car la soude, de même que la potasse et d'autres bases, joue un rôle très-important dans

la mutation des tissus, et comme moyen d'expulser les
résidus de l'économie.

Liebig (*Nouvelles Lettres*, p. 187) a mis en évidence
une des fonctions les plus considérables du sel marin et
des autres sels contenus dans le plasma : « Le sel marin, dit-il, à part ses propriétés chimiques, possède un
caractère physique qui lui donne une importance toute
particulière pour les fonctions vitales, les autres sels qui
ont le même caractère ne faisant habituellement point
partie des aliments de l'homme et des animaux.

« Ce caractère peut se mettre en évidence à l'aide
d'un appareil fort simple. Si on lie, sur l'orifice d'un
tube de verre de 4 à 6 pouces de long et de 1/4 de
pouce de diamètre, une membrane ramollie dans l'eau
(un morceau de boyau ou de vessie), qu'on emplisse le tube
à moitié d'eau de puits, et qu'on le place dans un verre
contenant de la même eau, de manière que les deux niveaux se trouvent dans le même plan, on ne remarque
pas le moindre changement dans la hauteur des deux liquides, après bien des heures et des jours. Mais qu'on
ajoute quelques grains de sel marin à l'eau contenue
dans le tube fermé par la membrane, et, au bout de quelques minutes, on y verra le niveau du liquide s'élever
au-dessus du niveau extérieur de l'eau contenue dans le
verre. Si l'on ajoute également du sel marin à cette dernière, en proportion égale à celle de l'eau du tube, aucune différence ne se manifestera entre les deux niveaux;
mais si la quantité de sel ajoutée à l'eau du verre est supérieure à celle ajoutée à l'eau du tube, il se produira
une différence inverse de la précédente : l'eau du tube
baissera, tandis que l'eau du verre s'élèvera.

« Ainsi, l'eau de puits passe vers l'eau salée, l'eau pauvre en sel passe vers l'eau riche en sel, comme si la pression extérieure la poussait à travers la membrane, en sens contraire de la pesanteur.

« Une simple addition de sel à l'eau communique donc les propriétés d'une pompe au tube muni de la membrane. Dans certains cas, celui-ci absorbe l'eau avec une force équivalant à la pression d'une colonne de mercure de 2 à 3 pouces.

« Lorsqu'on ferme le tube avec une membrane très-mince, et qu'après l'avoir empli à moitié de sang de bœuf défibriné, on le dispose, comme précédemment, dans un verre contenant de l'eau chaude (de 37 à 38° centigrades), on voit, au bout de quelques instants, le sang s'élever, comme l'eau salée, l'eau passant vers le sang.

« On peut s'assurer que ce sont les sels du sérum qui ont une large part dans cette absorption, en introduisant dans le tube le liquide séparé par expression du sang coagulé à chaud, et qui contient le sel marin et les autres sels du sang. Les mêmes phénomènes se produisent alors.

« La faculté que possède la membrane de faire passer l'eau du côté où se trouve le sel dépend conséquemment du sel ; lorsque les liquides renferment des deux côtés la même quantité de sel, il ne s'effectue pas d'extravasation ; le liquide s'épanche toujours du côté où se trouve le sel, et d'autant plus rapidement, que la différence entre les proportions de sel des deux liquides est plus grande.

« Si l'on ajoute à la solution de sel marin un alcali libre, du carbonate ou du phosphate alcalin, sa faculté d'absorption en est considérablement augmentée ; si le liquide extérieur est légèrement acide, et l'eau salée contenue dans le tube alcaline, l'écoulement se fait le plus rapidement du liquide acide vers le liquide alcalin.

« Ces curieuses expériences donnent une idée fort nette de l'absorption dans l'économie animale. L'organisme réunit, en effet, toutes les conditions pour que les vaisseaux deviennent, par le sang, une parfaite pompe aspirante, fonctionnant sans robinets ni soupapes, sans pression mécanique, sans canaux spéciaux pour l'écoulement des liquides. La dissolution des aliments effectuée dans l'estomac par la digestion est acide, tandis que le sang est un liquide à la fois salé et alcalin. Tout l'appareil digestif est entouré d'un système de vaisseaux ramifiés à l'infini, dans lequel le sang se meut avec une extrême vitesse ; l'eau qui s'y infiltre est immédiatement séparée par les organes urinaires, et le sang se maintient ainsi toujours au même état de concentration.

« On comprend, d'après cela, l'effet produit par l'ingestion de l'eau plus ou moins chargée de sel. Lorsqu'on prend à jeun, de dix minutes en dix minutes, un verre d'eau de puits ordinaire, où la proportion de sel est bien moindre que dans le sang, il s'évacue, déjà après le second verre (évalué à 120 grammes), une certaine quantité d'une urine colorée, dont le volume est sensiblement le même que celui du premier verre absorbé. Que l'on boive ainsi vingt verres, et l'on aura dix-neuf émissions d'urine, dont la dernière sera presque incolore et contiendra à peine un peu plus de sel que l'eau de puits.

« En faisant la même expérience avec de l'eau de puits,

additionnée d'une quantité de sel marin à peu près égale à celle que renferme le sang (3/4 à 1 0/0), il ne se présente pas d'évacuation extraordinaire ; mais il n'est guère possible de prendre plus de trois verres d'une semblable eau, sans éprouver un sentiment de plénitude, de pression et de pesanteur dans l'estomac, ce qui indique que l'eau, contenant une proportion de sel égale à celle du sang, exige bien plus de temps pour être absorbée par les vaisseaux sanguins. Enfin, si l'on boit de l'eau salée contenant un peu plus de sel que le sang, il s'effectue le contraire d'une absorption, c'est-à-dire une purgation.

« La faculté des vaisseaux sanguins d'absorber de l'eau varie donc suivant qu'elle est plus ou moins salée. Si l'eau contient moins de sel que le sang, elle s'absorbe fort rapidement ; si elle en renferme autant, il se fait un équilibre ; si elle en contient plus, elle n'est point rejetée par les reins, comme l'eau peu salée, mais c'est alors le canal intestinal qui l'évacue. »

Cette théorie de Liebig a été confirmée par les travaux de Buchheim.

Les phénomènes d'endosmose dans leurs rapports avec la physiologie ont été beaucoup étudiés dans ces derniers temps (Wundt, *Nouveaux Éléments de physiologie humaine*, p. 52 et suiv.). Milne-Edwards a consacré à ce sujet plusieurs pages du V⁰ volume de son grand ouvrage (*Leçons sur la physiologie et l'anatomie comparées des hommes et des animaux*), et s'est attaché à montrer combien ces phénomènes sont intimement liés à l'histoire de l'absorption.

Si le sel marin n'était pas entré dans le domaine de la

cuisine, il y a longtemps qu'il aurait été classé comme un des plus puissants toniques et reconstituants dont la thérapeutique puisse disposer. Il aurait été employé avec succès souvent, pour guérir la chlorose, l'anémie et divers troubles de la digestion, etc. (13 *bis*).

Il est à remarquer, à cet égard, qu'on confond très-à tort le régime ayant pour base les salaisons avec l'usage modéré du sel. Dans nombre de cas, nous avons vu conseiller à des malades pendant la convalescence, ou après une saison aux eaux minérales, de ne pas employer de sel pour l'assaisonnement de leurs mets. Cette restriction insensée, comme on le comprend bien, loin de hâter le rétablissement des forces, est en elle-même une cause réelle d'affaiblissement. Il n'est point douteux que les salaisons ne forment pas une nourriture bien saine, quand leur conservation laisse à désirer. Mais quand elles se maintiennent en bon état, c'est, en somme, une alimentation très-convenable, et que l'on consomme en quantités énormes dans les pays les plus civilisés et parmi les classes les plus aisées. Il y a des générations d'hommes qui ne se sont jamais nourris que de viandes salées, ce qui ne semble pas nuire à leur santé, et, malgré le travail qu'ils accomplissent et d'autres conditions défavorables dans lesquelles ils se trouvent, ils atteignent un âge avancé. A Cuba, par exemple, les nègres ne mangent que du *tasajo* (7 à 12 onces par jour), qui est de la viande de bœuf salée et desséchée, et ils se servent encore de sel pour accommoder leurs légumes et leurs fruits. Dans les campagnes, les gens du pays consomment aussi beaucoup de cette viande, en plus de celle de porc, également salée et boucanée. Ils se portent très-bien, et nous n'avons jamais rencontré parmi eux, en dehors des maladies spéciales aux pays chauds, aucun de ces accidents que quelques hygiénistes signalent comme la conséquence d'une nourriture dans laquelle domine la viande de porc.

Le chlorure de sodium est éliminé par les fèces, les urines, les mucosités du nez et de la bouche, par la sueur et d'autres voies intermittentes. Nous verrons, à propos des fèces et de l'urine, quelle est la quantité de ce sel excrétée journellement.

Sels de potasse. — Leur quantité dans l'économie est peut-être moindre que celle des sels de soude, mais la part qu'ils prennent dans le jeu des fonctions est non moins importante. Quoique leur action soit bien définie par les travaux récents des physiologistes, nous en voyons encore quelques-uns attacher une sorte d'antagonisme entre les sels de soude et de potasse, qui rendrait ceux-là tout à fait prépondérants et indispensables, tandis que ceux-ci se trouveraient subordonnés et même nuisibles. Cependant, il est bien établi qu'il y a des organes plus riches en sels de potasse qu'en sels de soude, tandis que d'autres n'admettent, pour ainsi dire, dans leur constitution que les premiers, et que les seconds en sont presque exclus.

L'examen de la composition du sang et de la chair musculaire vient confirmer cette idée. Ainsi, dans le sang de l'homme, la presque totalité de la potasse se trouve dans les globules, qui ne contiennent que peu de soude, tandis que dans le plasma, c'est celle-ci qui prévaut. Sur

100 parties de matières inorganiques, Schmidt indique :

<table>
<tr><td>Dans les globules :</td><td>Dans le plasma :</td></tr>
<tr><td>Potasse 40,89, soude 9,7.</td><td>Potasse 5,19, soude 87,74.</td></tr>
</table>

On ne peut douter, d'après ces données, de la nécessité absolue de la présence des sels de potasse dans l'écono-mie, ne fût-ce que par rapport à la formation des globules, dont tout le monde reconnaît l'importance dans les phé-nomènes de la respiration. Le manque de ces sels doit donc produire une anémie aussi intense et aussi grave que celle consécutive à la diminution du fer ou de tout autre corps inorganique. Dans ce cas, il est bien certain que l'usage des ferrugineux qu'on serait conduit à conseiller, pour suivre les idées courantes, n'amènerait aucune amé-lioration, bien au contraire, tandis que l'absorption des sels de potasse rétablirait immédiatement la santé.

Dans les muscles, d'après les recherches de Liebig, Webber et Keller, ce sont les sels de potasse qui l'em-portent relativement aux sels de soude. Dans la composi-tion du cerveau et du foie, le même excédant se retrouve. Quant au sang, on peut conclure des faits précédents que les globules sont comparables aux tissus par leur compo-sition, tandis que le plasma se rapproche des excrétions. (Schmidt.)

Mais si l'utilité des sels de potasse est ainsi démontrée d'une manière générale, pour en déterminer l'action d'une manière complète, il faut considérer successivement : 1° l'espèce animale qu'on a en vue ; 2° l'espèce du sel et sa dose ; 3° les voies d'absorption par lesquelles il pénètre dans l'économie, et 4° l'état particulier de l'individu. A défaut d'un examen aussi étendu, l'on peut sans doute arriver à des conclusions véritables pour des cas spécifiés, mais l'on s'expose, lorsqu'on veut généraliser, à ce qu'elles soient, au contraire, tout à fait fausses dans d'autres conditions. Déjà les expériences d'Orfila (*Traité de toxicologie*, t. I, p. 353) avaient démontré que des doses très-élevées d'azotate de potasse qui produisent la mort ingérées par le tube digestif, sont, au contraire, inoffensives lorsqu'elles sont injectées sous la peau. L'effet est encore plus marqué par une autre voie, puisque, entre les mains de Smith (Giacomini, *Traité de matière médicale*, p. 243), il a suffi de 30 centigrammes de nitre, introduits dans les veines d'un chien, pour donner la mort.

Les médecins italiens ont été les premiers à employer le nitre à haute dose dans le traitement des inflammations (Giacomini, p. 244); plus tard son efficacité fut reconnue en Angleterre; mais c'est surtout en France qu'on est arrivé à l'administrer à fortes doses, particulièrement dans le rhumatisme articulaire aigu. Gendrin, Martin Solon en ont fait prendre de 20 à 60 grammes dans les vingt-quatre heures. Or, ces mêmes quantités, absorbées par des hommes en bonne santé, pourraient avoir les conséquences les plus graves (14).

On a aussi préconisé en Angleterre le traitement du rhumatisme aigu par l'acétate et le bicarbonate de potasse ou de soude : les doses ont varié de 15 à 45 grammes par jour. (Valleix, *Guide du médecin praticien*, t. I, p. 291).

Les expériences de Bernard, Grandeau, Podcopæw, ont démontré l'action toxique du chlorure de potassium injecté dans les veines des chiens et des lapins, à très-faibles doses. Cependant, Garrod (*La Goutte*, p. 487) s'est servi quelquefois de ce sel comme diurétique et résolutif. Il est à remarquer, du reste, qu'après avoir été en usage dans la thérapeutique depuis le seizième siècle, il en avait été rejeté au commencement du siècle présent, tandis qu'il y a tendance actuellement à l'y faire rentrer de nouveau (15).

Nous avons fait prendre à un chien 23 grammes de chlorure de potassium, dans l'espace de 48 heures, sans qu'il éprouve aucun malaise. Nos observations nous ont d'ailleurs démontré, qu'il peut être supporté par les lapins et les chiens à des doses très-élevées, en l'injectant sous la peau. Il est évident que le chlorure de potassium existant dans le sang, s'il n'est pas indispensable à la vie sous cette forme, au moins il ne s'oppose pas à l'accomplissement régulier des fonctions. Mais il semble qu'on puisse s'avancer au delà, car la généralité de sa présence dans le lait, les muscles, le liquide cérébro-rachidien, la salive, le suc gastrique, les mucosités nasales, la bile, l'urine et les fèces, atteste bien qu'il remplit un rôle spécial dans l'économie.

L'organisme de l'enfant en voie de formation normale est doué de la plus grande activité physiologique, comme nous aurons occasion de le voir plus tard. Pourtant les cendres du lait de la femme sont plus riches en sels de potasse qu'en sels de soude, et le même fait se présente pour le lait de vache et l'œuf. Le développement de l'animal et du végétal aux premiers temps de l'existence, offre donc encore une ressemblance sous ce point de vue. En un mot, il y a dans la nature une tendance à offrir aux organes en voie de formation, un excès de potasse par rapport à la soude. Mais comme le rajeunissement et la mutation de la matière des organes sont inséparables à toutes les périodes de la vie, il est évident que le rôle assigné à la potasse doit sans cesse s'exercer, et qu'il est aussi essentiel que celui des autres substances inorganiques.

La constance des sels de potasse dans le corps humain, l'importance des organes et des fluides qu'ils contribuent à former, indiquent suffisamment que les altérations les plus profondes et même la mort pourraient s'en suivre, s'ils venaient à manquer dans nos aliments. Les globules du sang, le cerveau, les muscles, le foie, le liquide cérébro-rachidien, la bile, seraient surtout atteints dans leurs fonctions par la privation des composés potassiques. Ces sels pénètrent dans l'économie, surtout à l'état de citrate, tartrate, acétate, phosphate, chlorure, carbonate et azotate. Les citrate, acétate et tartrate se transforment en carbonates suivant les quantités ingérées.

Sels de chaux. — Ils ont de tout temps attiré l'attention des physiologistes, tant leur quantité et leur diffusion est grande dans l'économie. Ils se rencontrent en proportions plus ou moins notables dans tous les solides et les liquides du corps humain. Les expériences de Chossat, Boussingault, Forster et d'autres savants, ont mis hors de doute l'influence de ces sels sur le développement de l'homme et des animaux. Une alimentation d'où l'on exclurait les sels de chaux deviendrait absolument nuisible : les organes s'altéreraient et la mort s'en suivrait. Mais encore ici, nous devons répéter qu'il ne faudrait pas

croire que ces effets soient exclusifs aux sels de chaux,
ni indépendants de l'action des autres corps inorganiques
qui entrent dans la composition du corps humain. L'organisme ne peut naître, croître et se conserver qu'à la
condition d'avoir à sa disposition, au moment opportun,
aux doses convenables et sous la forme la plus appropriée, tous et chacun des éléments constitutifs de notre
corps. Ils doivent s'associer pour obtenir un résultat final
déterminé, en même temps que l'intégrité de composition
des solides et des liquides de l'économie et l'accomplissement régulier des fonctions se trouvent assurés. Chacun
remplit un but défini; mais, pour qu'il soit atteint, il
faut le concours simultané des autres. En un mot, tous,
alternativement, sont complémentaires les uns des autres,
et chacun, pris isolément, est la condition essentielle de
l'action complète de l'ensemble. Leur fonction particulière, variable par rapport à eux-mêmes, est modifiée par
celle des autres. De cet ensemble d'actions et de réactions naît l'équilibre final, affectant un caractère propre et
différent suivant les circonstances. Si elles se montrent
toutes favorables, si elles se sont réunies harmoniquement en temps, lieu et quantité, alors se trouve réalisé
l'état physiologique normal. Dans le cas contraire, nous
voyons apparaître des troubles plus ou moins grands et
caractérisés diversement (16).

Les corps minéraux qui doivent indéfectiblement concourir au maintien de l'état physiologique parfait, ne
peuvent être jugés dans leur importance d'après des
considérations de qualité ni de quantité. Comme nous
aurons bientôt l'occasion de l'exposer à propos du

fer, du lithium et du fluor, ce n'est point parce qu'ils se trouvent dans l'économie en petite quantité qu'ils seraient inférieurs ou moins utiles que d'autres corps plus abondants. On serait presque porté, au contraire, à avancer que leur diminution dans le corps humain doit donner lieu à des manifestations nuisibles, bien plus intenses, comparées à celles résultant de la diminution des éléments qui se montrent en proportion plus considérable. Il se peut que leur absence ne conduise pas immédiatement à la mort, mais toujours il se produira une altération plus ou moins étendue dans les fonctions. La santé sera plus ou moins compromise, et des suites fâcheuses pourront en résulter après un certain temps, comme conséquence d'une maladie bien caractérisée à son début, mais dont on ignorera la cause déterminante. Enfin, si elle ne se termine pas fatalement une première fois, la même cause persistante pourra engendrer d'autres accès qui mettront de plus en plus l'existence en danger.

Jamais aucun chimiste, en examinant un composé formé de carbone, d'hydrogène, d'azote et d'oxygène, n'aura l'idée de considérer comme moins important l'hydrogène, parce qu'il s'y trouve en moindre proportion. Il sait parfaitement bien que quelle que soit cette quantité, elle est indispensable à l'existence et à la constitution du corps qui la contient. De même, quand un résultat fonctionnel doit être atteint par le concours simultané de plusieurs variables, dont chacune a une valeur fixe, relative au cas, il est clair que toutes sont aussi nécessaires, aussi indispensables les unes que les autres. La coordination de ces variables, dont chacune possède une action qui lui est propre, et qui se modifient mutuellement, est en définitive la condition précise qui détermine la nature du résultat, le sens de l'équilibre, en lui imprimant un caractère parfaitement défini. Une seule circonstance venant à manquer, une seule circonstance venant à être amoindrie ou augmentée, l'harmonie est rompue, et le résultat est tout autre que celui que l'on voulait produire. Tout démontre une connexité parfaite, une dépendance mutuelle entre tous et chacun des moindres actes de l'organisme, et des corps qui participent à leur accomplissement. Partout, et dans tout, il règne la plus étroite solidarité.

Une suite d'expériences, dans lesquelles on augmenterait, diminuerait ou ferait même disparaître alternativement dans l'alimentation, chacune des matières inorganiques qui figurent dans la composition du corps humain, aboutiraient infailliblement à cette conclusion que, dans tous les cas où l'harmonie dont nous parlons est détruite, la santé est plus ou moins troublée et la vie exposée. Dans chacun de ces cas, c'est l'élément employé à doses plus élevées ou moindres, ou omis, qu'il s'agirait essentiellement de modifier, pour compléter l'action des autres, rétablir l'harmonie des fonctions, et faire renaître l'équilibre normal (16 *bis*).

Ces observations nous montrent l'étroite corrélation qui existe entre toutes les fonctions de l'économie animale (17). Aucune ne peut éprouver un dérangement quelconque, sans amener un désordre plus ou moins considérable et immédiat dans les autres. Chaque acte de l'organisme ne peut s'accomplir que par la réunion d'un ensemble de conditions tout à fait spéciales et, si une seule de ces conditions vient à changer, le résultat attendu ne peut pas être réalisé. Or toute fonction demande pour se produire des organes solides et des liquides, et les principes immédiats inorganiques, dans une proportion bien déterminée de qualité et de quantité, sont indispensables à leur constitution. On comprend donc le trouble général qui résulte dans toutes les fonctions de l'économie par l'augmentation, la diminution ou la disparition d'un seul élément inorganique, trouble qui peut être plus ou moins intense, plus ou moins direct, plus ou moins immédiat, mais qui n'en est pas moins pour cela attribuable à la cause indiquée, et pouvant seulement cesser lorsque cette cause n'agira plus.

Les idées que nous venons d'exposer et celles que nous continuerons à développer dans ce travail, prouvent l'étroite relation qui relie entre eux les principes fondamentaux qui règlent la vie dans tous les êtres organisés, animaux ou végétaux. Les différences s'accusent suivant les organismes et leur but, mais certaines lois leur sont communes : ce sont les lois de la vie, car la vie animale n'est qu'un simple perfectionnement complémentaire de la vie organique ou fondamentale (Auguste Comte). (17 *bis*.)

Pour revenir aux sels de chaux, qui nous ont conduit aux considérations générales qui précèdent, nous ajouterons qu'ils se trouvent dans le corps humain sous forme de chlorure (sang, suc gastrique), de phosphate acide de chaux (suc gastrique, salive, muscles, sperme, urine), de phosphate bibasique (sang, salive, lait), de phosphate tribasique dans les os, les dents, le cerveau et la plupart des organes, ainsi que dans plusieurs sécrétions et excrétions. Le carbonate de chaux existe dans les os, les dents, les cartilages, le sang, la salive, le lait, etc. On trouvera plus loin des détails relatifs au phosphate de chaux.

Sels de magnésie. — La préoccupation habituelle des physiologistes portée sur l'influence de la chaux dans l'économie (préoccupation, soit dit en passant, surtout relative aux os), leur a fait négliger l'étude du rôle de la magnésie, qui n'est pas moins intéressant, tant par rapport aux os qu'aux autres organes. En effet, cette substance, à l'état de phosphate, se trouve en excès par rapport à la chaux, dans le tissu musculaire. D'après Keller, le phosphate de chaux y figure pour 5,77 pour 100 et le phosphate de magnésie pour 12,23. La magnésie domine aussi sur la chaux dans le cerveau (1,62 de phosphate de chaux et 3,40 de phosphate de magnésie), et il est probable que les tissus d'autres organes sont dans le même cas.

Mais la comparaison entre les rôles assignés aux phosphates de chaux et de magnésie montre que les différences qui les distinguent, ne tiennent pas seulement à une question de quantités, et elle dégage la grave erreur commise en laissant ce dernier corps presque inaperçu.

Il est admis que le phosphate de chaux est tout à fait indispensable pour la formation, le développement et l'entretien du tissu osseux; c'est là une vérité incontestable. Mais cette grande importance pendant la période de formation, n'est plus la même quantitativement comprise, lorsque les os sont arrivés à leur développement complet. En effet, une fois qu'ils ont atteint leur croissance, leur renouvellement est très-lent, et n'entre dans la désassimilation générale que pour 5,4 pour 100, par rapport aux pertes des autres parties de l'organisme (18).

Ce sont les muscles, au contraire, qui éprouvent la désassimilation la plus active (42,2 pour 100 sur l'ensemble). Par conséquent, le phosphate de chaux que nous introduisons dans l'économie par l'alimentation, doit donc se porter en plus grande quantité, et plus incessamment, vers les muscles et d'autres organes, que vers les os. Mais dans les muscles, ainsi que nous l'avons vu, c'est le phosphate de magnésie qui domine, d'où il suit qu'il doit être aussi désassimilé en proportion supérieure relativement au phosphate de chaux. En sorte qu'après un certain temps, il a passé par l'économie plus de phosphate de magnésie que de phosphate de chaux, malgré l'énorme quantité de ce dernier corps, qui est pour ainsi dire *immobilisé* dans les os, terme impropre d'une manière absolue, quand il s'agit d'un organisme continuellement en mutation lente, mais fondé relativement à la circulation plus grande du phosphate de magnésie.

La circulation inégale du phosphate de magnésie et du phosphate de chaux dans l'économie, apparaît surtout évidente par la composition de l'urine, dans laquelle il entre (pour 100 des phosphates) 67 du premier de ces corps pour 33 du second. On peut aussi considérer ces nombres, comme exprimant le rapport de la désassimilation totale de tous les organes relativement à ces deux sels.

On doit donc conclure de ces faits que, si dans les premiers temps de la vie et pendant le jeune âge, l'homme réclame une plus grande quantité de phosphate de chaux pour la formation de ses os, une fois que ceux-ci sont développés, il n'a besoin pour les entretenir et répondre à leur désassimilation, que de fort peu de phosphate de chaux, qui se porte alors vers d'autres organes d'une désassimilation plus rapide.

Enfin, si nous posons la question de savoir, si le phosphate de magnésie est aussi indispensable, pendant la croissance de l'enfant, que le phosphate de chaux, dont on s'occupe seulement, nous établirons, qu'au point de vue du rôle exclusif qu'on assigne à ce dernier dans l'histogénèse du système osseux, on peut affirmer que le phosphate de magnésie contribue dans une certaine mesure à l'organisation de ce tissu. Il est certain que des accidents aussi graves que ceux qui résultent du défaut de phosphate de chaux, peuvent suivre de l'absence de phosphate de magnésie, ou de tout autre corps inorganique (18 *bis*). D'autre part, il entre dans la composition du tissu musculaire, et d'autres organes de l'économie. Par conséquent, il n'est pas permis d'avancer que le phosphate de chaux puisse seul, et d'une manière constante, présider sans concours au développement de l'enfant et à l'entretien des organes et des liquides, pendant toute la durée de l'existence. Il est beaucoup plus juste de chercher dans l'association de ces deux phosphates, unis aux autres corps inorganiques, les véritables éléments nourriciers d'une croissance normale et du maintien de la constitution à toutes les périodes de la vie.

A l'égard des combinaisons que la magnésie peut affecter dans l'économie et aux circonstances qui président à sa circulation, il paraît probable que tout ce que nous exposons, touchant la chaux, s'applique aussi à la magnésie. Le rôle de ce corps dans le règne végétal est aussi très-considérable, et presque aussi négligé dans ses applications que dans le règne animal.

Alumine. — Sa présence a été signalée dans les os, dans les dents, et dans les urines. Comme les aliments en contiennent, notamment le pain, surtout dans certains pays, c'est un corps qui doit être assez constant dans l'économie, et si on ne l'a pas plus souvent indiqué, cela tient à l'imperfection des méthodes analytiques et à l'oubli des chimistes. Il arrive fréquemment, que l'alumine est précipitée avec le fer et l'acide phosphorique. Elle n'existe du reste dans l'organisme qu'en minime quantité, et il faudrait en faire l'objet d'une recherche spéciale pour la déterminer et la doser. On ignore donc, si c'est une substance indispensable de l'économie animale, et le rôle qu'elle est destinée à remplir.

Fer. — Il se rencontre dans le corps humain sous forme de chlorures (suc gastrique, sang, lait), de phosphate (suc gastrique, sang, lait, cerveau, os), et de plus sous un état particulier dans l'hémoglobine, substance dont le produit de décomposition est l'hématosine qui entraîne tout le fer. L'hématosine ou hématine a été regardée pendant longtemps comme la matière colorante normale du sang, tandis qu'elle n'est que le résultat d'une décomposition. Quant à l'état sous lequel le fer se trouve engagé dans l'hémoglobine il est difficile à déterminer. D'après les expériences de Scheckundt, rapportées par Mülder, il serait à l'état métallique; mais Hermbstadt le suppose sous forme de sulfocyanure, et d'autres observateurs sont d'avis qu'il s'agit plutôt d'un oxyde ou d'un sel.

Malgré l'opinion généralement répandue, qui considère le fer comme l'élément essentiel de la matière colorante du sang, Mülder et Goudoever se sont efforcés de prouver que l'hématosine pouvait être complétement dépouillée du fer sans perdre sa couleur caractéristique. Ils ont obtenu ainsi probablement l'hématosine sans fer de Hoppe Seyler. Ce savant pensait avoir trouvé une représentation exacte des faits, en donnant pour formule à l'hématosine $C^{38} H^{33} Az^4 FeO^5$, et au chlorhydrate $C^{38} H^{33} Az^4 FeO^5 HCL$ (Hémine). Mais de nouvelles recherches lui ont fait modifier ses premières idées, et les produits de la décomposition de l'hémoglobine restent plus que jamais mal définis.

Beaucoup de chimistes ont admis que le fer se trouve dans le sang seulement uni à l'hémoglobine ; cependant des expériences bien ordonnées ont démontré que le sang contient le fer sous deux formes, l'une représentée par l'hémoglobine, l'autre sous la forme des sels ordinaires en divers états d'association avec d'autres corps inorganiques et organiques. Dans cette dernière catégorie se trouvent compris, les sels de fer qui doivent servir d'aliments aux organes et aux globules, et ceux qui proviennent des produits de la désassimilation des organes et des globules. Le fer est expulsé par la bile, les fèces et l'urine. Il est très-probable qu'une partie du fer contenue dans la bile est réabsorbée (19).

Manganèse. — Indiqué d'abord par Gmelin dans les os, il fut plus tard trouvé dans les mêmes organes par Fourcroy, dans les cheveux par Vauquelin, et dans la bile par Bley. Il a été reconnu pour la première fois, comme un des constituants du sang, par Wurzer. L'existence constante de ce métal a été vérifiée depuis par divers chimistes : Millon, Marchessaux, Burin du Buisson, etc. Puis vinrent les travaux de Petrequin, qui firent entrer les préparations manganiques, ou plutôt ferromanganiques dans la thérapeutique, où elles ont rendu les plus précieux services. Néanmoins on ignore encore véritablement toutes les formes sous lesquelles ce métal existe dans notre sang et nos organes. Il y a lieu de supposer que les observations que nous venons de faire, à propos du fer, s'appliquent également au manganèse.

Lithine. — C'est un des corps les plus répandus dans la nature. Folwarczny a démontré sa présence régulière dans le lait, le sang et le tissu musculaire des animaux. Elle s'explique du reste comme une conséquence de l'existence de ce principe dans diverses variétés de fruits, dans le pain, le vin, la bière, le café, etc. (20). Son rôle dans l'économie doit être fort important, ne fût-ce que comme condition de l'élimination de certains produits excrémentitiels. Ainsi Garrod a prouvé, que l'usage du bi-carbonate et du citrate de lithine était particulièrement avantageux dans le traitement de la goutte, en raison de la propriété dont jouissent ces sels de dissoudre les dépôts uriques. Il nous semble même que l'on peut s'avancer jusqu'à leur attribuer d'empêcher la formation de ces dépôts (21).

Dans le règne végétal, la lithine occupe une place importante. Le prince de Salm-Hortsmar a montré, par des expériences nombreuses, qu'elle est indispensable à la formation des grains.

Le Rubidium et le **Cœsium** sont deux métaux qui accompagnent presque généralement le potassium, le sodium et le lithium. Très souvent le rubidium est associé au fluor et à l'acide phosphorique. Le rubidium a été trouvé dans les cendres du café, du thé, du cacao, du raisin, etc. On pouvait conclure de cette indication, comme l'expérience nous l'a prouvé, à sa présence dans le lait, le sang, les muscles, les urines, et probablement d'autres liquides et tissus du corps humain. Peut-être accompagne-t-il partout la potasse (21 *bis*). Le cœsium est moins répandu dans la nature ; cependant, comme on le rencontre dans plusieurs eaux minérales (Baden-Baden, Vichy, Bourbonne-les-Bains, etc.), il n'est pas impossible qu'on le constate un jour dans nos organes, au moins d'une manière accidentelle.

Le **Fluorure de calcium** entre dans la composition des os, des dents, du cerveau, et probablement d'autres organes. Pour parvenir à cette destination et contribuer à la formation de ces tissus, il faut nécessairement qu'il existe normalement dans le sang. D'un autre côté, comme les os, les dents, le cerveau, et les autres organes, se reproduisent et se détruisent continuellement, il est évident que les liquides et les solides excrémentitiels doivent aussi contenir des fluorures, ce que l'on a constaté par rapport à l'urine. Enfin, pendant la grossesse, le fœtus reçoit les fluorures par le sang de la mère et, pendant l'allaitement, l'enfant le puise dans le lait.

Les fluorures se trouvent dans l'économie à l'état de fluorures alcalins et aussi de fluorure de calcium, dissous dans les liquides animaux, à la faveur de différents sels et de matières organiques. Relativement à leur diffusion, il paraît probable que les fluorures accompagnent partout dans l'économie les phosphates (21 *ter*), et qu'ils y doivent jouer un rôle aussi important. Dans la nature, le fluorure de calcium est souvent associé au phosphate de chaux (apatite, wagnerite, phosphorite de Logrosan, quelques lépidolites, etc.).

L'alimentation doit fournir naturellement, par ses constituants liquides et solides, les éléments fluoriques nécessaires à notre organisation. Leur présence y est donc en principe indubitable, quoique la difficulté de cette recherche l'ait fait contester bien des fois (22). Mais si l'on ne peut avoir de doute à cet égard, rien ne prouve non plus que les fluorures existent toujours dans nos aliments solides et liquides d'une manière constante, ni dans les doses convenables. Jamais, en effet, aucun agriculteur n'a eu l'idée d'apporter cet aliment aux plantes de culture, sous forme d'engrais, *bien au contraire*, et si les plantes en ont reçu, cela a été malgré l'homme (23). En sorte que si le terrain ne le possède pas naturellement, ou s'il s'est épuisé par la suite des récoltes, il est clair que les végétaux qui s'y développent ne pourront pas le contenir et le fournir ensuite aux animaux. A l'égard des eaux potables, il est positif qu'elles renferment quelquefois une petite quantité de fluorures, quoique bien souvent elles n'en donnent pas de traces. N'est-on pas autorisé à expliquer par le défaut de ce corps dans l'alimentation, l'apparition de troubles persistants dans les fonctions de l'économie? Au lieu de rester complétement livré au hasard sur un des points les plus importants du développement de l'être humain, il semble sérieusement indiqué par les faits, de chercher à procurer à l'organisme d'une manière certaine, et sous une forme et aux doses appropriées, une substance dont la privation peut être l'objet d'un doute. Cependant ce n'est que tout récemment que nous avons introduit les composés fluoriques, tant dans l'hygiène que dans la thérapeutique.

Beaucoup d'eaux minérales (Carlsbad, Plombières, Contréxeville, Néris, etc.) contiennent des fluorures, et il est rationnel de croire que certaines de leurs propriétés, et la totalité des vertus de quelques sources, proviennent de la présence de ces corps. De toute manière, le malade qui boit de ces eaux absorbe des fluorures, qui peuvent manquer dans son organisme, de sorte qu'en outre de leur action médicamenteuse, elles agissent comme un véritable aliment. Du reste, comme nous le montrons plus loin, toutes les eaux minérales possèdent ce double caractère.

Il serait grand temps aussi que les agronomes qui reconnaissent, au moins en théorie, l'urgence de rendre à la terre tous les corps minéraux prélevés par les récoltes, songeassent à réintégrer le fluorure de calcium avec le même soin qu'ils apportent à la restitution du phosphate de chaux, des sels de potasse, etc. Ces remarques s'appliquent également aux sels de lithine et de rubidium, qu'on n'a jamais non plus employés comme engrais.

Acide silicique. — Il est assez répandu dans l'économie animale. Il se trouve dans le sang, le lait, l'épiderme, les poils, les cheveux, les dents, les os, le cerveau, la salive, le mucus, le foie, la bile, la rate, ainsi que dans les urines et les fèces. Quoique en très-petite quantité, sa présence constante dans les organes doit nous faire penser qu'il possède une action spéciale sur les fonctions. Cette vue physiologique est justifiée par les résultats obtenus récemment dans la thérapeutique, par l'usage de préparations contenant de l'acide silicique soluble pour combattre certaines maladies.

Acide phosphorique. — Nous avons déjà traité des phosphates et de leurs propriétés, lorsqu'il a été question de la potasse, de la soude, de la chaux, de la magnésie, de la lithine, du fer; mais l'importance du sujet et la nécessité de mieux exposer certains détails, nous engage à nous y arrêter de nouveau.

On peut affirmer d'une manière générale, que l'acide phosphorique se trouve dans tous les liquides et les solides de l'économie. La forme principale sous laquelle il a depuis longtemps fixé l'attention des physiologistes, c'est combiné avec de la chaux, pour contribuer à la formation des os et des dents principalement, quoiqu'il ne soit pas moins indispensable à la constitution des autres organes. On peut en dire autant à l'égard des liquides de l'économie, comme nous le montrerons.

L'acide phosphorique et la chaux se présentent dans l'économie sous diverses combinaisons : à l'état de phosphate acide $(CaO, 2HO, PhO^5)$, de phosphate bibasique $(2CaO, HO, PhO^5)$ et de phosphate tribasique $(3CaO, PhO^5)$. Cette dernière forme existe dans les os, tandis que la première se rencontre dans le suc gastrique. En ce qui concerne le sang, nous nous arrêterons un instant sur le point de déterminer s'il renferme du phosphate de chaux bibasique ou tribasique. L'insolubilité de ces composés paraît être de prime abord un obstacle à leur présence dans le liquide nourricier de l'organisme. Mais [qu'est-ce que le sang ? Un mélange de sels et de matières organiques tenus en solution dans un milieu physique tout spécial. Dans ces conditions, la solubilité des corps est tout à fait différente de celle que nous observons dans l'eau pure ou contenant seulement quelques corps. Même dans les laboratoires, les dissolvants du phosphate de chaux sont fort nombreux. On peut faire abstraction des acides qui le dissolvent en plus ou moins grande quantité, non cependant sans mentionner l'acide carbonique, dont la part d'action dans les fonctions est évidente ; mais l'amidon, la gélatine et beaucoup d'autres matières organiques ont la propriété de faciliter la solubilité du phosphate de chaux dans l'eau en petite proportion. Parmi ces dernières, il est curieux de rencontrer les produits de la désorganisation des matières organiques des os. Enfin le phosphate de chaux se dissout en partie dans les sels ammoniacaux (chlorhydrate, sulfate, azotate, succinate, etc.), dans les chlorures de potassium et de sodium, dans le sucrate de chaux, etc.

Nous pouvons nous expliquer maintenant, comment a lieu la solubilité du phosphate de chaux dans le sang. De plus, il est très-probable qu'il ne s'y trouve pas simplement dissous ; il doit y affecter la forme d'un composé double, soit avec une matière organique, soit avec les phosphates de potasse ou de soude, soit avec des chlorures alcalins, et l'on peut croire aussi que toutes ces combinaisons se forment simultanément. Quoi qu'il en soit, il est bien prouvé que ce corps arrive aux os par le sang, et qu'il s'y dépose sous la forme de phosphate tribasique insoluble. Le fœtus le reçoit par le sang de la mère, et l'enfant par le lait.

Nous ajouterons, pour rester complétement dans le domaine des faits positifs, que tant que nous ne pourrons pas isoler le phosphate tribasique de chaux, nous devrons nous en tenir à accuser simplement la présence concomitante de l'acide phosphorique et de la chaux, sans préjuger de leur état de combinaison (23 bis).

Les remarques précédentes relatives au phosphate de chaux tribasique s'appliquent complétement au composé bibasique, lequel doit être encore plus soluble dans les mêmes milieux. On peut supposer que c'est sous ces deux formes que le phosphate de chaux existe dans le sang : peut-être seulement à l'état de phosphate bibasique, qui se déposerait, plus tard, en vertu d'une certaine réaction, à l'état tribasique dans les os et les dents.

L'acide phosphorique combiné à la potasse se trouve surtout dans les muscles, les globules du sang, le cerveau, la salive ; combiné avec le fer, dans le cerveau, le suc gastrique, les os ; avec la soude, en outre du sang, dans tous les tissus et les liquides de l'économie.

Le rôle du phosphate de soude dans le sang, par rapport aux phénomènes respiratoires, est particuliérement intéressant, et le rend tout à fait indispensable dans l'économie.

C'est Liebig qui a, le premier, signalé la remarquable propriété que possède la dissolution du phosphate de soude, mise en présence de l'acide carbonique, d'en absorber autant qu'en est susceptible le carbonate de soude.

Cette dissolution peut ensuite être privée de l'acide

carbonique absorbé, lorsqu'on l'agite avec l'air, qu'on l'évapore ou qu'on l'abandonne dans le vide, tout en conservant d'ailleurs la faculté de réabsorber ce gaz par un nouveau contact. Par là, le phosphate de soude devient en partie le véhicule de l'acide carbonique formé dans tous les tissus de l'économie ; et le sang qui s'en trouve chargé, porté vers les poumons, subit l'échange des gaz qui constitue le premier et le dernier acte de la respiration. Nous avons dit, *en partie*, parce que, suivant la tendance générale de nos idées, quel que soit le rôle propre au phosphate de soude, les propriétés définitives du sang résultent de l'ensemble de ses composants organiques et inorganiques, mutuellement modifiés dans leurs actions respectives.

Quoique les idées émises par Liebig restent en dernier ressort comme l'expression définitive des faits, le phénomène en lui-même a été expliqué différemment et étudié plus complétement. Ces déplacements de gaz, suivant les physiologistes, et Vierordt particulièrement, dépendraient seulement des lois physiques de la dissolution, et l'échange des gaz serait un phénomène de simple diffusion, ainsi que nous le verrons en parlant de la respiration. Puis Fernel (23 *ter*) est venu démontrer, qu'il y avait là des actions plus compliquées qu'on ne l'avait supposé. Il ne se passe pas une simple dissolution. La fonction exercée, aussi bien par le carbonate de soude que par le phosphate de soude, consiste dans l'absorption de l'acide carbonique, en vertu d'une véritable affinité chimique qui vient s'ajouter pour les deux sels à la force dissolvante. Le phosphate de soude ($2\,NaO,\,HO,\,PhO^5$) se transforme en un sel, où deux équivalents d'acide carbonique s'ajoutent à l'équivalent d'acide phosphorique. Cette combinaison (2 NaO, HO, PhO⁵, 2 CO²) a du reste été réalisée par Preyer.

L'acide carbonique absorbé par les dissolutions de ce sel, bien qu'il doive être considéré comme obéissant à une loi plus complexe que celle de la dissolution saline, peut cependant être dégagé d'une manière complète sous l'influence des causes qui détruisent la dissolution elle-même, comme le vide aussi parfait que possible, ou, ce qui revient au même, par le passage continu d'un gaz étranger. Dans ces deux cas, il se comporte, au point de vue du résultat, absolument comme un gaz dissous.

En outre de ces actions remarquables dévolues au phosphate de soude, et qui lui donnent une influence capitale relativement aux phénomènes de combustion, de dédoublements intracellulaires et de l'échange définitif des gaz, il est encore regardé par Enderlin comme un dissolvant des phosphates de chaux et de fer.

Sulfates. — La plus grande quantité des sulfates de l'économie proviennent directement des aliments, mais ils s'y produisent aussi par la combustion d'une portion des substances protéiques contenant du soufre, qui remplace en partie l'oxygène par substitution.

Plomb, Cuivre. — La présence de ces deux métaux dans le sang humain, indiquée par Millon, est tout accidentelle et facilement explicable en tenant compte de la nature des ustensiles de cuisine, des conduites d'eau, du frottement des mains avec la monnaie, des matières absorbées par la respiration, etc. Millon croyait que le cuivre et le plomb ne sont pas à l'état de diffusion dans le sang, mais qu'ils participent avec le fer à l'organisation des globules. Il a été démontré récemment par Blasius, que ces deux métaux existent aussi dans le cœur, le foie, la rate et les reins de l'homme.

Que l'**Arsenic** soit un corps essentiel et de constitution, entrant d'une manière constante dans la composition du corps humain, c'est un point qui a été tranché négativement par Orfila ; mais il n'en reste pas moins acquis que l'usage judicieux des préparations arsenicales est susceptible de rendre les plus précieux services dans un grand nombre de cas pathologiques. Cependant, il existe des tempéraments tout à fait réfractaires à l'emploi de l'arsenic (24).

D'autres substances ont été rencontrées dans le corps humain, et qui y sont plus accidentelles encore. Ce sont la strontiane, la glucine, le cobalt, le nickel, l'antimoine, l'argent, le mercure, les borates, etc., dont l'origine peut être attribuée aux médicaments et aux eaux minérales absorbés. Nous verrons plus loin combien est longue la liste des matières accidentelles absorbées par l'économie animale.

Les idées exposées dans ce chapitre trouveront leur application dans la partie relative aux aliments nécessaires à l'homme, à toutes les périodes de sa vie. Nous croyons avoir été des premiers à les mettre en lumière, et à en tirer des déductions pratiques. Cette partie de l'alimentation avait été négligée par tous les hygiénistes, qui ne se rendaient peut être pas bien compte du rôle des corps inorganiques dans l'économie animale.

LA NUTRITION

Propriété fondamentale et nécessaire de la vie. Renouvellement continu de la matière dans le corps humain.

La vie consiste essentiellement dans un mouvement
continu et incessant de destruction et de reformation de
nos organes. Rien n'est stable et permanent : la matière
est sans cesse en voie de naissance et de mort.

Il semble que cette grande vérité appartienne au domaine de l'esprit humain depuis une haute antiquité.
Elle a été le point de départ des doctrines de la métemp-
sychose, ou plutôt de la métensomatose, dans lesquelles
on peut voir la forme rudimentaire du dogme de l'immor-
talité de l'âme.

Nous en retrouvons la trace dans les anciens mystères
de l'Egypte.

Dans le Panthéon hellénique le serpent est l'attribut d'Esculape, de même qu'il sert d'emblème à
Hygie, la déesse de la santé, comme elle est aussi la
personnification féminine du dieu de la médecine. Nous
croyons que c'est à cause de son changement de peau

que le serpent avait été pris pour symbole de la vie, dans le dessein d'exprimer le caractère de mutabilité de nos organes, et non pour éveiller une pensée de prudence ou de finesse.

Platon, dans son *Banquet*, développe la même idée : « On dit bien d'un individu, en particulier, qu'il vit et qu'il est le même, et l'on en parle comme d'un être identique depuis sa première enfance jusqu'à sa vieillesse, et cela sans considérer qu'il ne présente pas les mêmes parties, qu'il naît et se renouvelle continuellement, et qu'il meurt sans cesse dans son ancien état, et dans les cheveux, et dans la chair, et dans les os, et dans le sang, en un mot, dans le corps tout entier. »

Plutarque, en expliquant le sens du *Ei*, gravé sur le frontispice du temple de Delphes, dans ce morceau si remarquable où il finit par donner de la divinité une définition semblable à celle que Dieu communiqua à Moïse, en lui disant : *Ego sum qui sum*, s'exprime ainsi :

« Toute nature périssable, placée entre la naissance et la destruction, n'offre qu'une apparence, qu'une vague et incertaine opinion d'elle-même... On ne peut saisir deux fois dans le même état une substance mortelle. La promptitude et la rapidité des changements désunit les molécules, les rapproche de nouveau, ou plutôt il n'y a ni renouvellement, ni temps postérieur, mais simultanéité constante entre la cohésion et la dissolution, entre le fait de paraître et celui de disparaître... L'homme d'hier est mort aujourd'hui, celui d'aujourd'hui sera mort demain. Il n'y a personne de nous qui subsiste, qui soit un ; nous naissons multiples, la *matière circulant et glissant au-*

tour d'un type et *d'un moule commun*... Et pourtant nous ne redoutons qu'une seule mort. N'est-ce pas puéril, quand nous avons subi, quand nous en subissons un si grand nombre d'autres ? »

Buffon se sert des mêmes termes, lorsqu'il dit : « Ce qu'il y a de plus constant, de plus inaltérable dans la nature, c'est l'empreinte ou le *moule* de chaque espèce ; ce qu'il y a de plus variable et de plus corruptible c'est la substance qui la compose. »

Leibnitz pensait que les corps organisés ne demeurent les mêmes qu'en apparence, et non dans le sens rigoureux. C'est à peu près comme un fleuve qui change toujours d'eau, ou comme le navire de Thésée que les Athéniens réparaient sans cesse.

Voltaire amplifie encore cette comparaison : « Nous sommes réellement et physiquement comme un fleuve dont toutes les eaux coulent dans un flux perpétuel. C'est le même fleuve par son lit, ses rives, sa source, son embouchure, par tout ce qui n'est pas lui ; mais changeant à tout moment son eau qui constitue son être, il n'y a nulle identité, nulle mêmeté pour ce fleuve. »

Cuvier professait que dans les corps vivants, aucune molécule ne reste en place ; toutes entrent et sortent successivement : la vie est un tourbillon continuel, dont la direction, toute compliquée qu'elle est, demeure constante, ainsi que l'espèce des molécules qui y sont entraînées, mais non les molécules individuelles elles-mêmes ; au contraire, la matière actuelle du corps vivant n'y sera bientôt plus, et cependant elle est dépositaire de la force qui contraindra la matière future à marcher dans le même sens qu'elle. — Ainsi, la forme de ces corps leur est plus essentielle que leur substance, puisque celle-ci change sans cesse, tandis que l'autre se conserve. — C'est se faire une idée fausse de la vie que de la considérer comme un simple lien qui retiendrait ensemble les éléments du corps vivant, tandis qu'elle est, au contraire, un ressort qui les meut et les transporte sans cesse.

La vie, suivant Burdach, est un ensemble de formations et de décompositions successives ; nos organes se détruisent et se reforment continuellement pendant toute sa durée, bien qu'à certaines périodes chacune de ces actions puisse augmenter ou diminuer séparément. Nous avons une preuve de la décomposition qu'éprouvent nos organes dans le besoin incessant de nourriture, besoin qui ne dépend pas uniquement de la diminution des liquides, car les parties solides y participent au même titre. En effet, ces parties, et les muscles principalement, se réduisent sans cesse, et leur composition normale finit par s'altérer lorsque la nourriture vient à manquer. Une addition de matériaux nouveaux suppose une destruction correspondante, et, comme le corps demeure semblable à lui-même, quand la nutrition ne subit aucune diminution, celle-ci se trouve en antagonisme avec la résorption, dont la quantité proportionnelle est trop forte dans l'atrophie, et trop faible dans l'hypertrophie. Ce renouvellement des matériaux doit accompagner tous les actes de la vie ; car, l'accroissement de l'activité dans une fonction de l'organisme entraîne à sa suite la nécessité d'une plus grande somme de nourriture et de repos, ou bien l'émaciation et l'épuisement. C'est ce qu'on observe dans les fièvres, de même qu'après les exercices violents, les veilles prolongées, les travaux opiniâtres de cabinet et les orages des passions.

Ainsi notre corps est assujetti à un changement continuel de sa substance, de sorte qu'au bout d'un certain nombre d'années, il ne reste plus un seul atome de la matière dont il était formé. — La matière d'un corps organisé n'a pas de stabilité ; sans cesse flottante, elle est incessamment, et produite aux dépens des substances étrangères, et détruite. Il n'y a de fixe que le type, c'est-à-dire l'expression d'une idée, déterminée par une certaine proportion des parties constituantes dans la composition, la forme et l'activité. — Comme la procréation, la régénération, et, en général, toute manifestation de la force médicatrice de la nature, la vie est une réalisation non interrompue du type.

Pour Blainville un corps vivant est une sorte de foyer chimique, où il y a à tout moment apport de nouvelles molécules et départ de molécules anciennes ; où la combinaison n'est jamais fixe (si ce n'est dans un certain nombre de parties véritablement mortes ou de dépôt), mais toujours pour ainsi *in nisu*, d'où mouvement continuel plus ou moins lent et quelquefois de chaleur.

Je ne connais pas jusqu'ici, dit Auguste Comte, d'autre tentative plus heureuse pour définir la vie, que celle de M. de Blainville. Il a caractérisé la vie par le double mouvement intestin, à la fois général et continu, de composition et de décomposition. L'énoncé de ce phénomène constitue pour le célèbre penseur la première base de la vraie philosophie biologique.

Le double mouvement continu de combinaison et de

décombinaison (assimilation et désassimilation) que suivent, sans se détruire, les éléments anatomiques des corps organisés, est leur attribut le plus spécial. Tous y participent sans exception, et il y a des éléments qui n'ont pas d'autre propriété. Lorsqu'elle vient à cesser, on donne à cet état le nom de *mort*. Toutes les autres propriétés supposent ce double mouvement (nutrition), qui est une condition d'existence pour toutes les autres, et il caractérise mieux la vie que toute autre propriété (Robin). L'existence de l'être animé réalise donc cette comparaison de Liebig, de ressembler à une pile de Volta, qui doit ses propriétés à une certaine disposition des éléments dont elle se compose, et qui se consume elle-même en produisant des effets magnétiques, électriques et chimiques. Cette pile a de plus la propriété de se reconstituer, à mesure qu'elle se consume, et d'accroître sa force initiale.

Dans combien de temps a lieu le renouvellement complet de la matière composante du corps humain? Suivant Keill, il ne resterait plus, au bout d'une année, que 16 livres de l'ancienne matière. D'après Bernouilli, elle serait réduite au tiers de sa masse primitive dans le même temps. Il s'ensuivrait, que le renouvellement du corps humain s'opérerait suivant l'un en neuf ans, et suivant l'autre en trois ans.

Suivant Barral, les sels minéraux du sang se renouvellent complétement dans l'espace de huit jours. D'autre part, les globules du sang, qui jouent un rôle si considérable dans les phénomènes de la vie, se détruisent et se forment continuellement. Enfin, si l'on considère que le sang s'appauvrit sans cesse, par suite des actes assimilateurs des organes, en tant que pièces de la machine humaine, et par les éléments que ceux-ci consomment dans l'exercice de leurs fonctions, on conviendra sans peine que ce liquide doit se renouveler souvent. Malheureusement l'appréciation positive de ces faits présente les plus grandes difficultés ; ainsi il existe de grandes divergences relativement à l'appauvrissement que subit le sang chez les animaux soumis à l'inanition. Chossat l'estime à une proportion très-élevée, tandis que d'autres observateurs pensent qu'il ne figure que pour 3.7 pour 100 des pertes totales, nombre, à notre avis, beaucoup trop inférieur à la réalité (25).

En définitive, les bases de ces calculs sont trop incertaines, et très-difficiles à fixer dans leur nature et quantité, pour que l'on puisse attacher une valeur sérieuse aux chiffres que l'on peut obtenir. Cependant, en tenant compte du poids normal et invariable d'un homme arrivé à son entier développement, par rapport à celui qu'il possède pendant l'inanition, de la composition et de la quotité des pertes qu'éprouve l'organisme, et de la quantité et de la nature des aliments indispensables pour réparer ces pertes et maintenir le poids et la constitution normale, l'on pourrait par le contrôle de ces données arriver à une détermination plus exacte pour l'ensemble ; quoiqu'il soit évident que tous nos organes et liquides, tout en se renouvelant d'une manière continue, ne changent pas leur substance avec la même rapidité. Tandis que les muscles, la peau et les os se renouvellent plus souvent, le système nerveux est le siège d'une permutation très-lente (25 *bis*). Chaque organe, d'après sa

constitution, possède un pouvoir désassimilateur spécial, et il existe peut-être un rapport providentiel entre
l'importance et la continuité des fonctions de l'organe et
le pouvoir désassimilateur.

La graisse qui s'accumule chez les animaux pendant le
régime de l'engraissement, ne se renouvelle pas, et se
maintient dans les tissus tant que les causes productrices
ne se modifient pas. Il n'y a que les cellules qui la contiennent qui sont susceptibles de changement.

Pendant la croissance des animaux, leur poids augmente tous les jours d'une manière frappante, mais sans
que le renouvellement de leur substance ne cesse de se
produire (26). La fixation de la matière pour servir au développement des organes, réclame une activité vitale supérieure, qui se traduit par un besoin plus grand et plus
fréquent de nourriture, comparativement au poids de
l'animal, de même que pour les excrétions, relativement
plus considérables. En d'autres termes, pendant la croissance la circulation de la matière est plus rapide, malgré ou plutôt à cause de l'augmention de poids, fait qui
à première vue paraît paradoxal, mais qui s'explique
parfaitement par les lois générales de la vie.

Si, pendant le cours de la vie, la condition essentielle
de son maintien est la destruction perpétuelle de nos organes, et leur renouvellement immédiat, nous devons en
conclure qu'il faut procurer à l'économie, dans la mesure
de ses *pertes*, et plus loin nous expliquons le vrai sens
de ce mot, tous les corps nécessaires à la reconstitution
de nos solides et de nos liquides, en même temps qu'on
doit veiller à ce que la désassimilation non interrompue

de ces organes puisse s'exercer avec amplitude, afin
d'augmenter l'énergie vitale. Cette dernière condition est
même plus essentielle à la vie dans un état anormal, que
le renouvellement de la matière, car l'on peut encore vivre
pendant un certain temps sans nourriture, tandis que l'existence serait compromise aussitôt que l'usure de nos organes
ne pourrait plus s'exercer (27). Ainsi, par la respiration, une partie des produits de la combustion lente et
du dédoublement d'une grande partie des détritus de nos
organes, se trouvent rejetés de l'économie : mais que
cette fonction vienne à cesser, et la vie s'éteindrait
immédiatement, et elle cesse, du moment que l'échange
des gaz ne peut plus avoir lieu, à cause de la non-for-
mation des gaz à éliminer. La composition de l'urine pendant l'inanition et la perte de poids de nos organes
en cet état indiquent bien, en outre du carbone éliminé
par la respiration, la *désorganisation* physiologique,
suivant l'expression de Milne-Edwards, que subit l'économie. Dans ces conditions anormales et extrêmes les
produits de la désassimilation sont les seuls qui produisent,
par des réactions chimiques, la chaleur nécessaire à la vie.
Ce fait est très-bien démontré par les herbivores soumis
à l'inanition, qui deviennent sous tous les points de vue
des carnivores. Cependant, comme il le sera démontré
plus loin, il faut que les deux actes soient simultanés.

Le renouvellement de nos organes est toujours proportionnel à l'énergie vitale, c'est-à-dire au développement
de toutes les forces de l'organisme. Par conséquent, pour
se nourrir avec profit, pour développer cette énergie, il faut
favoriser les mouvements de désassimilation. Sans vouloir

entrer dans les détails de cette question, nous nous contenterons de dire que les moyens que l'on peut employer, à cet effet, sont directs ou indirects. Les uns créent, pour ainsi dire, les circonstances immédiates des phénomènes, et les autres les favorisent après leur accomplissement. Parmi ces derniers, il faut placer en première ligne tout ce qui peut contribuer à rejeter de l'économie les produits de la désassimilation, dont l'accumulation, en entravant l'exercice des fonctions, est une cause sérieuse de très-graves maladies (28).

La plus petite interruption dans les fonctions réparatrices, la moindre altération dans les actes désassimilateurs se traduisent par des troubles marqués dans l'organisme. Les aliments doivent être fournis à la fois qualitativement et quantitativement dans chacun de leurs composants, pour que toutes les fonctions se remplissent d'une manière normale, et dans toute l'étendue compatible avec l'énergie vitale. Il faut ajouter que, même pour les corps qui n'entrent pas d'une manière régulière dans la constitution de nos organes, mais qui doivent créer des milieux aptes à l'accomplissement des fonctions indispensables, il est nécessaire qu'ils soient aussi apportés incessamment à l'économie, puisqu'ils sont, eux aussi, expulsés, et que leur provision doit être renouvelée (29).

En un mot, il faut maintenir l'intégrité de la composition en qualité et quantité des solides et des liquides de l'économie, car autrement la vie serait compromise ou pour le moins modifiée dans ses manifestations.

Est-il possible d'arriver à établir un équilibre indéfini entre l'assimilation et la désassimilation ? Peut-on maintenir indéfiniment la composition normale de nos liquides et de nos solides? Certainement non, puisque la mort est une loi naturelle. On est alors conduit à se demander si ces deux résultats peuvent être obtenus dans une certaine limite? Nous le croyons, mais il nous semble essentiel, pour réaliser cette solution favorable, de prendre pour base l'étude de l'alimentation, de la manière la plus large, et dans ses rapports avec les actes de l'économie animale, relativement à la force et à la matière.

L'accomplissement des deux actes de la nutrition, dans leurs rapports, leurs effets et les circonstances générales et spéciales de leur équilibre et de leurs variations à toutes les périodes de l'existence, caractérise le plus complétement l'étude de la vie elle-même, au point de vue de son principe le plus essentiel et de l'influence exercée sur tout l'organisme, dont les parties sont étroitement reliées, et où, à la fois, tout dépend de la mutation de la matière, et tout, réciproquement, détermine une réaction sur cette mutation.

Chaque molécule du corps humain doit être entraînée au dehors, après un certain temps, pour y être remplacée par une nouvelle molécule de la même nature, à laquelle est dévolue la même activité. Plus ce renouvellement, dans les limites assignées par la nature à chaque organe, est fréquent et régulier, plus ce rajeunissement de l'être est rapide, et plus l'intégrité et la puissance fonctionnelle des organes sont parfaites. La vieillesse n'a probablement pas d'autre cause que le ralentissement de ce double mouvement, et, en tout cas, elle en est l'effet le plus marqué. A cette période de la vie, les molécules séjournent trop longtemps dans le corps, elles deviennent stationnaires, et leurs produits de désassimilation ne sont pas expulsés avec rapidité. Leur puissance physiologique est, par suite, amoindrie, car, lorsqu'elles sont usées par l'exercice de leurs fonctions, elles sont presque mortes ; et par contre, dans l'enfance où ce renouvellement est très-actif, la puissance physiologique est aussi très-grande, et les molécules possèdent continuellement tout leur ressort vital.

La machine animale doit être toujours entretenue et remise à neuf, et elle ne fonctionne avec amplitude qu'à cette condition. Le corps doit toujours être remis dans sa *fleur*, dit Bacon.

C'est pour s'être formé une idée très-confuse de ces points physiologiques, que beaucoup de savants ont cru qu'il fallait empêcher le renouvellement de la matière, pour maintenir les molécules plus longtemps dans le corps, et arriver à diminuer les pertes tout en conservant les manifestations les plus actives de la vie. De là l'invention des aliments d'épargne, anti-déperditeurs, etc., dont la plupart, dans les circonstances propices, ont fort heureusement des propriétés toutes différentes de celles qu'on leur attribuait. Les conséquences de cette doctrine conduisent tout simplement à l'absurde, car elles reviennent à dire que l'on peut créer quelque chose avec rien, que la machine animale peut fonctionner sans usure, et que les molécules organiques conservent indéfiniment leur puissance d'action (30).

La mauvaise interprétation donnée au mot *pertes* a pu contribuer à faire naître cette erreur. En 'effet, ce que nous appelons improprement des pertes, représente les résultats ou produits nécessaires et ultimes des réactions qui ont lieu dans le corps humain. Ces réactions constituent, au point de vue de la force et de la matière, les conditions mêmes de la vie. Par conséquent, vouloir empêcher les soi-disant pertes de se produire, c'est tout simplement s'opposer à l'accomplissement des réactions, ou, pour le moins, les restreindre. Comme nous le verrons plus loin, ces pertes forment un des membres de l'équation biologique de la force et de la matière.

Prenons les exemples les plus élémentaires pour nous expliquer :

Supposons que nous voulions préparer du sulfate de zinc en employant 406,50 grammes de zinc et 612,50 grammes d'acide sulfurique monohydraté étendu d'eau. Inévitablement nous obtiendrons 1006,50 de sulfate de zinc et 12.50 d'hydrogène. Or, si l'on demandait d'obtenir une plus grande quantité de sulfate de zinc, en diminuant la quantité de métal qui entre dans ce composé, ou en empêchant qu'il fût attaqué par l'acide ; ou encore d'arrêter le dégagement de l'hydrogène, tout en réalisant le même poids de sulfate de zinc, on n'hésiterait pas à répondre que ce serait de toute impossibilité, la matière ne pouvant être créée ni anéantie, mais subissant seulement des transformations réglées d'après les lois de l'équivalence. De semblables réactions chimiques ont lieu dans le corps humain, et leurs produits sont exactement égaux en poids, sous une autre forme de combinaison, aux substances mises en présence dans l'intérieur de l'organisme. On ne peut pas diminuer les produits de ces réactions qu'en affectant celles-ci. Si nous devons faire accomplir à l'économie certaines réactions pour profiter de leurs effets comme puissance dégagée et produits formés, il est indubitable que les seules lois éternelles de la force et de la matière peuvent être mises en jeu.

Les forces comme la matière ne naissent de rien; on ne les développe spontanément pas plus qu'on ne les supprime; elles passent seulement à des formes différentes, mais toujours en quantités équivalentes. La quantité de chaleur indispensable pour élever de 0° à 1° C. un kilogramme d'eau, si elle était transformée en mouvement, ferait monter de 1 mètre, 423 kilogrammes dans une seconde. Ce même mouvement, réapparaissant à l'état de chaleur, produirait exactement le même effet primitif d'élever de 1 degré la température de 1 kilogramme d'eau. Enfin une somme de chaleur moindre de celle nécessaire pour faire passer 1 kilogramme d'eau de 0° à 1° C., est absolument incapable de faire monter, en une seconde, 423 kilogrammes à 1 mètre de hauteur.

De même dans la machine humaine, on ne peut pas diminuer la quantité du combustible, c'est-à-dire les aliments, changer les conditions de la combustion, en la retardant ou l'annihilant, et vouloir en même temps réaliser la somme de chaleur qui doit suffire à l'entretien de la température animale, et à l'accomplissement du travail interne et externe, dans lesquels une partie de cette chaleur se trouve transformée en mouvements de divers ordres.

Aucun mécanicien ne se plaindra parce que, dans la plus parfaite des machines, dont l'intégrité est assurée, puisqu'elle se répare à mesure que ses pièces s'usent, il emploiera seulement une partie du calorique développé

par le combustible en travail, tandis qu'une autre partie
sert directement sous forme de chaleur, et même pour
produire de *doubles* effets, comme nous le verrons plus
loin. Si le combustible est de bonne qualité, s'il brûle
régulièrement en rapport avec la force de la machine
et le travail que l'on se propose d'accomplir, si l'air arrive en quantité convenable, si les produits de la combustion sont suffisamment brûlés, et s'écoulent facilement,
jamais il ne lui viendra à l'idée qu'il éprouve une *perte*,
parce que l'oxygène appelé a donné de l'acide carbonique
en poids équivalant à celui du carbone du combustible.
Il est également impossible que l'homme accomplisse un
travail, sans développer dans son organisme la chaleur
qui le produira. Il ne peut pas dire à son tour qu'il a subi
des pertes, en urée, en acide carbonique, etc., car il en a
eu les profits.

Mais développons encore notre démonstration sur un
autre terrain, car il s'attache un si grand intérêt à la
propagation de ces idées, qu'il n'est pas inutile d'y revenir plusieurs fois sous des formes différentes et avec des
preuves de diverses natures.

Si nous considérons un muscle isolément, nous voyons
qu'il ne peut fonctionner sans qu'une désassimilation
proportionnelle à sa puissance et à la force développée
ait lieu. Les produits désassimilés doivent être transportés
au loin et rejetés de l'économie; autrement la fatigue
surviendrait et le muscle ne fonctionnerait plus bien.
Expérimentalement on détermine la fatigue, en déposant
entre les fibres des muscles quelques-uns de leurs produits
de désassimilation. Ce sont là les conditions sans lesquel-

les le travail du muscle ne saurait s'accomplir. D'un autre côté, la force que ce muscle développe n'est qu'une transformation équivalente de la chaleur créée dans ses capillaires, et dont il se sert pour obtenir du travail. Or, la matière indispensable pour réparer les pertes de substances et dégager la force vive, est aussi proportionnelle à ces deux effets, qui ne peuvent se réaliser qu'en vertu d'une quantité définie de matière, pour fournir les éléments réparateurs et ceux qui doivent engendrer par leur combustion ou autrement la force active. Si la désassimilation ne se fait pas bien, si les produits désassimilés ne sont pas repris et éliminés, si les pertes ne sont pas réparées, si la matière qui doit, par des réactions chimiques, développer de la chaleur, laquelle se transforme en travail, n'est pas fournie sous la forme et la quantité convenables, il est évident que si toutes ces conditions nécessaires du phénomène normal, viennent soit à manquer, soit à être amoindries, soit même à être augmentées, il ne s'effectuera plus dans les limites désirables. Que l'on mette obstacle, ou que l'on exagère la désassimilation du muscle, forcément dans les deux cas le muscle sera rendu moins puissant. Si l'on diminue le combustible ou si l'on entrave la combustion par diverses causes, le dégagement de la chaleur étant moindre, la force active transformable en travail sera restreinte aussi proportionnellement.

Nous sommes amenés ici à toucher très-légèrement à une autre question que nous traiterons avec plus de détails dans une autre partie de ce livre. Le muscle éprouve, pendant le travail, une certaine désassimilation, seulement un peu plus grande que celle qui a lieu pendant le repos. Qu'il fonctionne ou qu'il ne fonctionne pas, il perd toujours de sa propre substance, en sa qualité d'organe vivant. Donc, plus il sera développé, et davantage il perdra de sa substance, et il ne conservera ce développement et ses propriétés motrices et sa force, précisément qu'à la condition de changer continuellement de matière dans les limites et la fréquence nécessaires. Le gymnaste qui cesse de travailler perd de sa force, et dans toutes les professions qui exigent un emploi considérable, ou seulement prolongé des muscles, ceux-ci ne conservent leur intégrité qu'en restant toujours exercés. Il y a aussi évidence que les produits de la désassimilation sont mis à profit par l'économie, quoique, cependant, ils ne puissent pas, par les réactions chimiques, combustion ou autres actions qu'ils subissent, donner origine à toute la chaleur productrice du travail. Le muscle étant forcé de fournir la matière nécessaire au dégagement de la chaleur, aux dépens de sa propre substance, on conçoit que tous ses éléments disparaîtraient rapidement. Le corps humain deviendrait dans ces conditions la plus détestable comme la plus imparfaite des machines.

Mayer, une des gloires de l'humanité, a démontré que le muscle est l'instrument au moyen duquel se métamorphose la force, mais qu'il n'est pas la substance qui la produit. Ses appréciations relatives à tout le système musculaire, deviennent encore plus évidentes lorsqu'on se borne à l'examen d'un seul muscle, celui du cœur par exemple. Quoique les calculs du savant de Heilbronn doivent être légèrement modifiés, cependant comme il ne pout s'agir ici d'une détermination d'une exactitude mathématique, sur laquelle du reste nous reviendrons, nous pourrons admettre ses données comme nombres approximatifs. Il résulte de ses recherches que si le cœur devait tirer de lui-même la substance de son travail, il serait consumé au bout de huit jours, et si l'on se borne au poids des deux ventricules seuls, leur combustion s'opérerait en trois jours et demi. Aucune autre preuve ne nous semble plus concluante pour établir les conditions exactes du phénomène. Mais, comme on le verra plus tard par d'autres faits, le travail effectué est beaucoup plus grand, pendant une période déterminée, que celui qui résulterait des réactions chimiques produites aux dépens de la matière désassimilée du muscle, et correspond exactement aux produits des réactions biologiques, s'effectuant avec les précédentes, et en outre aux dépens des aliments de diverse nature *plus ou moins* diversement modifiés.

C'est pour avoir oublié les travaux de Mayer, qu'on est arrivé à émettre, sur certains phénomènes très-simples, des appréciations les plus confuses et les plus étranges. En effet, Mayer a établi des distinctions capitales, relativement au muscle comme instrument, et à la chaleur comme puissance motrice. Il a distingué, le travail moyen du muscle pour une seule contraction, et la faculté du travail permanent. Le muscle dépense de la chaleur à *l'état naissant* pour produire son travail, et cette chaleur résulte des réactions chimiques qui se passent dans les capillaires du muscle. Pour une *seule* contraction, le travail moyen d'un muscle est proportionnel à la masse, ou au produit du nombre de ses fibres primitives par leur longueur, et à peu près proportionnel aussi, à la masse du sang artériel qui réside dans les capillaires du muscle au repos. Cette masse de sang est à son tour proportionnelle au volume du muscle. Mais quand il s'agit de la somme de travail à développer par un muscle dans un temps plus ou moins long, la masse du sang existant à l'origine perd de son importance, et c'est la faculté plus ou moins grande de son renouvellement continu qui en prend la place. En d'autre termes, la faculté productive du muscle dépend uniquement de la masse du sang circulant, qui donne également la mesure de la faculté du travail permanent, et indépendamment du développement du muscle lui-même. Le travail momentané dépend ainsi de l'appareil moteur par des rapports musculaires, et le travail continu par des rapports veineux. Nous préciserons mieux tous ces faits, en les étudiant sous divers points de vue dans d'autres chapitres (31).

Mais revenons encore sur quelques idées déjà émises.

En principe, ce que nous appelons très-incorrectement des pertes, et nous devons encore une fois insister sur cette définition, ne sont en réalité que les produits nécessaires, ultimes et équivalents des réactions accomplies dans l'économie, sous certaines conditions de renouvellement de la matière et de manifestation de la force. Ces produits donnent ainsi la mesure de ces réactions : plus ils sont abondants, plus les réactions s'exercent avec énergie, et plus nous profitons sous tous les points de vue, de la puissance physiologique développée. Quand un corps est chassé de l'économie, il a déjà sons d'autres formes produit tous les effets utiles qu'il est susceptible de rendre, et c'est seulement quand il n'a pas produit ces effets utiles qu'on est en droit de dire qu'il y a eu des pertes.

Ayant ainsi expliqué notre manière de voir à l'égard des *pertes*, nous croyons cependant convenable de continuer dans ce travail à employer ce mot, admis de tous, pour nous éviter tout malentendu. Du reste, au mot *perte* s'attache une idée de *réparation*, et quelque erronée qu'elle soit dans son vrai sens, comme le résultat est vrai nous devons le conserver. La même chose nous arrive pour d'autres locutions également vicieuses, qui donnent une idée très-incomplète des phénomènes qu'elles veulent exprimer.

Relativement à la substance même des organes, il faut qu'elle soit renouvelée, pour qu'ils puissent fonctionner d'une manière normale, et dans la mesure que comportent les circonstances spéciales qui leur sont propres. En outre, tout en subissant le renouvellement, il faut encore que les produits de désassimilation soient éliminés.

Les auteurs de la théorie de l'épargne devraient se rappeler, d'après Bacon, qu'il n'est point de force qui puisse relâcher ou rompre la chaîne des causes, et que si l'on peut vaincre la nature, ce n'est qu'en lui obéissant. Certes, on peut atténuer les mouvements de la nutrition et ses effets, mais c'est toujours, dans un temps plus ou moins long, aux dépens de la puissance physiologique et de la durée de la vie. Les faits que l'on cite à l'appui de la théorie de l'épargne ont été souvent très-mal interprétés, parce qu'on n'a pas tenu compte ni des doses, ni des circonstances, ni peut-être même des produits des réactions sous toutes les formes qu'ils peuvent affecter. Le même corps, nous l'avons souvent répété, peut exciter, amoindrir ou arrêter complètement les fonctions vitales.

En résumé, empêcher le renouvellement de la matière c'est affaiblir l'organe ; empêcher les réactions chimiques qui s'accomplissent dans l'organisme, c'est diminuer la puissance physiologique dans toutes ses conditions et dans tous ses effets. Rendre imparfaite une machine et ne point lui fournir la force pour son travail et les matières pour sa réparation, voilà en définitive le but de ceux qui comprennent si mal les lois de la circulation de la force et de la matière dans l'économie animale.

Ils aboutissent en fait à vouloir résoudre le problème de la création de quelque chose avec rien, et en affaiblissant la puissance physiologique, ils ne tendent rien moins qu'à produire les conditions d'existence de la vieillesse. Le comble du bonheur, d'après leur doctrine, consisterait dans la reproduction servile de l'état inactif, quelque chose de comparable à l'animal hibernant ; or, c'est précisément le contraire que nous devons nous proposer, car la vie se résume dans l'action, et nous ne sommes pas venus au monde pour vivre d'une manière latente, comme le crapaud renfermé dans une muraille (32).

PRINCIPES RATIONNELS DES ÉTUDES SUR L'ALIMENTATION

Nous ne connaissons pas d'une manière complète toutes les évolutions que subissent dans le corps humain les différentes matières que nous absorbons. Mais les pertes qu'éprouve le corps, pour nous servir d'une expression dont nous avons expliqué le vrai sens, et la nature et la quantité des substances indispensables pour établir l'équilibre dans toutes les fonctions, dans chaque cas spécial, nous sont parfaitement connues. Il y a une lacune, car la nature des réactions multiples qui se passent dans l'économie nous échappe en partie, et nous n'en apprécions d'une manière complète que leurs produits ultimes. Heureusement que nous disposons de deux points de repère, moins empiriques qu'on pourrait le croire de prime abord.

L'équation entre les matières ingérées et celles qui sont excrétées et sécrétées, considérée dans tous leurs composants élémentaires (33), constitue en effet la base de l'étude qualitative et quantitative de la nutrition sous le double rapport de la force et de la matière. L'étendue et la nature des pertes est très-essentielle à connaître, car tout ce qui sort de l'économie doit être réintégré sous la forme et la quantité convenables. Quelque minime que soit en qualité et quantité la soustraction supportée par le corps humain, elle doit être réparée, sous peine d'entraîner un désordre plus ou moins grave dans l'accomplissement des fonctions, dont les pertes ne sont que la résultante, de même qu'elles correspondent aux matières absorbées.

Ces pertes ou produits des réactions ne sont pas égales et invariables dans toutes les circonstances transitoires ou permanentes de la vie, mais dans chaque état d'équilibre général elles sont nécessairement proportionnelles à la puissance physiologique et aux effets développés.

Il ne faut pas considérer les pertes seulement sous le point de vue de leur composition élémentaire. Il est indispensable de déterminer les principes immédiats organiques et inorganiques (34) qu'elles contiennent, et la variation que ceux-ci subissent dans les diverses circonstances d'observation ou d'expérimentation, car autrement il serait impossible d'établir des rapports rationnels entre la composition des aliments, les produits qui prennent naissance dans l'organisme, et la nature des pertes ou produits ultimes de toutes les réactions accomplies dans le corps. Ces rapports sont de la plus grande importance, pour déduire le sens de plusieurs phénomènes et modifier leur manifestation. Les aliments doivent aussi être étudiés d'après leur composition élémentaire, ainsi que dans leurs principes immédiats organiques et inorganiques (34 *bis*) de même que tous les corps qui, avons-nous dit, se forment dans l'organisme, lesquels constituent pour ainsi dire en partie le trait d'union entre les deux extrêmes. Ils sont, en d'autres termes, le résultat des réactions intermédiaires. Leur connaissance est indispensable pour se rendre compte des réactions organiques, et pouvoir aussi expliquer la nature de certains produits expulsés (V. note 9 *bis*).

Chacune des pertes devrait faire l'objet d'une recherche particulière, dans laquelle on préciserait les altérations qu'elle subit suivant certaines circonstances modificatrices, qui apparaissent aux diverses périodes de la vie, en même temps que l'effet de ces mêmes circonstances diversement associées. Ce résultat obtenu, il resterait à juger de l'ensemble des pertes réunies et plus ou moins transformées, pour faire ressortir les rapports qui existent entre elles et leurs facteurs, soit isolément ou concurremment. On pourrait alors tracer un tableau pour chaque cas-type, dont les principales conditions se trouveraient ainsi déterminées.

C'est seulement en suivant cette marche que l'on arrivera à formuler les lois qui président à la nutrition, c'est-à-dire de l'assimilation et de la désassimilation de nos organes, et de l'intégrité de composition des liquides de l'économie. On acquerrait par là une connaissance vraiment scientifique des fonctions, et le moyen de les modifier suivant les circonstances que l'on ferait agir.

L'analyse qualitative et quantitative de toutes les pertes qu'éprouve l'organisme dans chacune des circonstances où il peut se trouver, lorsque l'équilibre est établi et en tenant compte de ses plus minimes composants, indique la dépense faite par le corps en vertu des actes de la mutation de la matière, de l'appauvrissement des liquides, de la production des forces internes et externes, et du maintien de la température normale.

L'étude des réactions réalisées dans l'économie et de leurs produits est donc d'une importance extrême, mais elle ne constitue qu'une des données du problème, quelque minutieuse et exacte qu'en soit l'analyse. Il faut en outre connaître la nature et la quantité des substances (aliments) qui leur ont donné naissance, et les circonstances générales et spéciales de l'organisme par lequel celles-ci ont été modifiées. L'appréciation des conditions extérieures où se trouvait cet organisme, ne doit pas non plus être négligée. En un mot, sans un ordre et sans un plan bien arrêtés, les recherches incomplètes ne servent qu'à encombrer la science, sans conduire à des conséquences d'une utilité réelle et générale.

Connaissant ces pertes dans leur détail, en discutant leur provenance chimique et leur production organique, on peut arriver à en déduire l'alimentation la plus convenable pour reconstituer les liquides et les solides, développer les forces vives internes et externes, et entretenir la chaleur animale. Ainsi, l'aliment n'est en définitive que la collectivité des corps contenant la matière qui doit être métamorphosée et la force potentielle qui doit devenir active.

La plupart des savants qui se sont occupés de l'alimentation n'ont eu malheureusement en vue que l'homme adulte. Ils se sont ainsi placés dans le cas le plus simple, puisque alors le poids se conserve à peu près constant, et les aliments ne font, *en apparence*, que traverser l'organisme en changeant seulement de forme de combinaison.

Ils ont négligé le cas le plus difficile à résoudre et le plus important : pendant la croissance de l'enfant. Nous y trouvons, en effet, deux mouvements qui semblent contraires, mais qui s'accomplissent cependant simultanément, avec une intensité et une rapidité très-grandes. D'une part, il y a une désassimilation plus considérable par rapport à l'adulte, et, d'autre part, l'accroissement, qui se traduit par une augmentation de poids journalière, est très-intense. Il ne s'agit plus ici de suffire seulement aux pertes, mais encore de répondre au développement du corps. L'alimentation chez l'adulte peut être plus ou moins complète, plus ou moins suffisante en qualité et quantité. Naturellement il subira les conséquences plus ou moins intenses de l'imperfection de son régime, mais comme il est tout à fait formé, il résistera, plus ou moins bien, suivant sa nature, à ces conditions désavantageuses, et pourra peut-être réparer plus tard le mal qu'il a éprouvé. Mais chez l'enfant il ne peut pas y avoir le moindre arrêt, sans compromettre la vie et sans que l'organisation devienne défectueuse. Il doit indéfectiblement accomplir son accroissement en un temps donné ; s'il ne peut se produire, il mourra ou restera imparfait pour le reste de ses jours. Il lui arrive ce qui a lieu chez les plantes, qui doivent se développer dans un espace de temps fixe. Si la chaleur, la lumière, l'humidité, et leur nutrition ne sont point appropriées, elles meurent ou ne donnent pas de récoltes. Si ces idées si simples étaient devenues populaires, on ne verrait pas tant d'accidents funestes se produire dans le cours du développement de l'homme (35). Qu'on reste bien convaincu que l'étude des fonctions humaines pendant la croissance, serait de la plus grande utilité pour éclairer la vie à toutes ses périodes.

Mais revenons aux considérations générales. Plus nous pourrons établir de rapports entre la composition des aliments, les métamorphoses qu'ils subissent dans l'économie, et l'état de combinaison que ses composants affectent dans les produits rejetés de l'économie, pour chaque cas en particulier, plus nous nous rapprocherons de la connaissance des causes et de l'appréciation des effets, et, plus ceux-ci deviendront modifiables. Mais à défaut d'une détermination aussi complète de la loi des phénomènes, nous pourrions nous en tenir à l'étude de la composition des aliments et des produits (pertes) des réactions dans leurs dernières formes de combinaison, de leurs dosages exacts, et à la discussion des résultats obtenus.

Dans le corps humain, ce merveilleux laboratoire où s'accomplissent tant de réactions chimiques et de si nombreux phénomènes physiques, comme dans toutes les autres manifestations des lois naturelles, la matière et la force sont indestructibles. Rien ne se perd, rien ne se gagne : la matière et la force sont immuables. On ne les crée pas : elles ne font que se transformer pour apparaître sous d'autres aspects.

Dans les réactions chimiques que nous réalisons dans nos laboratoires, nous établissons une équation par la balance entre les matières mises en présence et les corps qui en résultent. Eh bien, dans le corps humain, quels que soient les changements de combinaison que les matières ingérées peuvent éprouver, quelle que soit la nature des composés dans lesquels elles sont expulsées

a dehors, il y a aussi égalité parfaite sous le rapport du
poids et de la composition élémentaire entre tout ce qui
est absorbé par l'économie et tout ce qui en sort.

La force, nous ne la créons pas; elle ne fait que devenir active; de même que la matière, elle est immuable,
elle ne fait que se transformer en conservant sa valeur.

Lorsqu'une force se révèle par ses effets il faut penser
qu'elle a été produite soit par le dégagement de la force
en tension accumulée ou emmagasisée dans la matière,
soit par la transformation d'une autre force équivalente
déjà existante, mais remontant aussi à la force virtuelle
de la matière.

Quand une force *disparaît* il faut conclure qu'elle a
produit une autre force équivalente, susceptible à son
tour de développer exactement la même énergie que
celle qui l'a engendrée. Puisque la force se dégage ou
devient libre par des réactions chimiques, qu'elle ne
fait que se transformer et que nous pouvons l'évaluer,
elle se prête également à la même équation d'équivalence que la matière. Nous déterminerons donc les forces
latentes ou de tension des aliments, les forces actives
développées dans l'économie et les forces latentes que
recèlent les excrétions et les sécrétions, pour établir une
égalité entre la somme de ces derniers termes avec le
premier. En d'autres termes, il faut considérer sous le
rapport de la force et de la matière, tout ce qui entre dans
l'économie et tout ce qui en sort. Nous pouvons déclarer
dès maintenant, que nous avons obtenu, par des voies différentes, presque le même nombre relatif aux forces vives
développées dans l'économie, coïncidence bien singulière.

car nos calculs, bien que basés sur l'expérimentation, ne
sont pas cependant les résultats directs de l'expérience,
et nous n'avons pas conçu à l'avance un tel accord, en
choisissant dans ce but les données qui interviennent
dans le problème.

L'alimentation, considérée dans une acception aussi
large, devient *l'équation biologique de la force et de la
matière.*

Cette équation, invariable dans chaque cas, dont toutes
les conditions de force et matière sont connues, change
naturellement suivant les circonstances de l'organisme, et
elle est toujours en relation avec les états qui l'affectent.
On comprend par suite toute l'importance qu'il y a à étudier toutes les variations et leurs causes, que subissent la
force et la matière dans les divers états de la vie. Au
point de vue de la résolution du problème le plus essentiel de la vie, aussi bien que de l'application aux lois
générales de la physiologie, l'étude de l'influence exercée
sur les fonctions spéciales et générales de l'économie animale par la variation en qualité et quantité de tous et de
chacun des principes immédiats organiques et inorganiques contenus dans les aliments, aux diverses périodes
de la vie, et suivant la multiplicité des circonstances où
l'organisme peut se trouver, mérite le plus grand intérêt.
Ainsi, une suite d'observations et d'expériences donnant
les résultats généraux et spéciaux de l'action sur chaque
organisme bien défini fonctionnant dans des conditions
parfaitement précises, et sous divers régimes où alternativement, tantôt on associerait à des doses différentes, tantôt
on éliminerait, chacun des principes immédiats organiques

ou inorganiques, indispensables à la vie, nous ferait connaître le rôle de ces corps dans chaque état d'équilibre. En nous montrant les effets produits par l'augmentation, la diminution ou l'absence de chacun ou de plusieurs principes immédiats organiques et inorganiques dans plusieurs séries d'observations et d'expériences, on démontrerait la part qui incombe à chacun, comme les actions réciproques qu'ils exercent, et par suite quelles conditions on devrait satisfaire dans leur coexistence et dans chaque cas, pour obtenir l'équilibre normal, approprié aux résultats que l'on voudrait réaliser.

Nous reviendrons sur ces points pour mieux les développer dans les chapitres suivants. Nous n'avons voulu ici que donner un aperçu général et très-succinct des bases rationnelles des études sur l'alimentation.

Nous procéderons maintenant à l'étude des produits des réactions de l'économie, vulgairement confondus sous le nom de pertes, malgré leurs profondes différences sous tous les points de vue. Elles proviennent soit de sécrétions, soit d'excrétions, soit des pertes de tissus. Toutes doivent être examinées, parce qu'elles correspondent toutes à des réactions de l'organisme qui n'ont pu avoir lieu qu'en consommant une certaine quantité de matières. Suivant les conditions de la vie, leur importance se modifie; ainsi, par exemple, pendant l'allaitement, la femme réclame, en qualité et quantité, les matières indispensables pour la sécrétion du lait.

Après avoir traité des pertes séparément, nous les étudierons comparativement dans leur ensemble. Ensuite viendra tout ce qui se rapporte à la force et aux aliments, et comme déductions finales de ces faits exactement appréciés et comparés, *l'équation biologique de la force et de la matière* s'accomplissant dans chaque état d'équilibre aux diverses périodes de la vie et dans des conditions bien déterminées.

Les pertes que subit l'économie peuvent être ainsi groupées : 1° Produits de la respiration pulmonaire et cutanée, 2° Urine, 3° Fèces, 4° Sueur, 5° Desquamation et dépilation, 6° Sécrétions muqueuses et sébacées, 7° Sécrétion du lait, 8° Sécrétion spermatique, 9° Flux menstruel.

Nous allons étudier séparément les quatre premières pertes (36).

www.ingramcontent.com/pod-product-compliance
Ingram Content Group UK Ltd.
Pitfield, Milton Keynes, MK11 3LW, UK
UKHW022044170726
13837UKWH00002B/784